Christel Clausnitzer

Bach-Blüten im Reich der Märchen

Schneewittchen

"ausgeschmückt nach dem Märchen der Gebrüder Grimm"

Amarell Verlag

1996

Nägelsbachstr. 49c, D-91052 Erlangen

Zeichnungen: Natalia Schmidt
Bearbeitung: Johann Kreuzer, Erlangen

ISBN 3-929962-02-0

Für Harold

Ich danke Frau Eva Böhm für die liebevolle Mitarbeit

Inhalt

Vorwort

Es gab einmal in England einen sehr berühmten Arzt mit Namen EDWARD BACH. DR. BACH wurde aber trotz seines hohen Ansehens immer unzufriedener mit den Möglichkeiten der wissenschaftlichen Heilmethoden. Als Bakteriologe und Pathologe forschte er unentwegt nach den wahren Ursachen der menschlichen Leiden.

Nach jahrelangen Bemühungen entdeckte er, daß Darmbakterien den Charaktereigenschaften des Menschen zugeordnet werden können: Zum Beispiel entwickeln sich bei Menschen mit speziellen Ängsten andere Gruppen von Bakterien als bei Leuten, denen es an Entschlußkraft fehlt. Dr. BACH fand negative Charaktereigenschaften wie Schuldgefühle, Intoleranz, Minderwertigkeitskomplexe usw. heraus, die für die verschiedenen Darmbakterien – und somit als Ursache für die daraus resultierenden Krankheitszustände – verantwortlich sind. Weiter wurde ihm klar, daß es beim Menschen zu negativen Charaktereigenschaften kommt, weil er, statt Verantwortung für sich selbst zu übernehmen, sich ständig von anderen, seiner Umwelt und seiner Kultur beeinflussen läßt.

Er mußte also eine Methode finden, die Seele, Geist und Körper wieder in Harmonie brachte.

Dr. BACH beschloß, auf's Land zu ziehen und in der Natur die Lösung zu finden. Im Laufe der Zeit gelang es ihm, 38 verschiedene negative Gemütssymptome bei den Menschen festzustellen. Auf erstaunliche Art und Weise fand er aber gleichzeitig 38 Blüten, die genau diesen negativen Wesenszügen entsprachen, die er bei den Menschen als Krankheitsursache ansah. Er konnte eine Heilmethode entwickeln, die an Wirksamkeit und gleichzeitig an Einfachheit bis heute unübertroffen ist. Tausende von Menschen auf der ganzen Welt verdanken ihre Gesundheit den BACH-BLÜTEN.

Die Blüten bewirken die Erhöhung unserer Schwingungsrate, wodurch wir unsere innerliche Wahrnehmung für unser innerstes Selbst öffnen können. Außerdem erfüllen sie uns mit der Kraft, die wir am dringendsten benötigen, um von jenen Fehlhaltungen befreit zu werden, die die Ursachen für unsere Krankheit sind.

Das heißt aber nicht, daß die BACH-BLÜTENTHERAPIE in allen Krankheitsfällen alleine für Erfolg garantiert. Es können viele verschiedene Arten von Therapien, zum Beispiel die sehr gut ergänzende Homöopathie, für eine Heilung wichtig sein. Bei stärkeren und chronischen Beschwerden sollte immer ein Arzt oder Heilpraktiker zu Rate gezogen werden.

Dr. Edward Bachs Überzeugungen:

Die menschliche Seele ist das wahre Selbst. Unmittelbar mit dem Schöpfer verbunden führt sie den Menschen zu immer Höherem. Der Körper ist die irdische Manifestation der Seele.

Wir sind hier auf der Erde, um all unsere fehlenden Tugenden zu entwickeln und die in falschen Bahnen laufenden Lebensenergien in Richtung Vervollkommnung unseres Wesens zu leiten. Die Seele ist allwissend und bringt uns deshalb zu Orten und in Situationen, die für unsere Entwicklung zur Vollkommenheit wichtig sind.

Wir müssen erkennen, daß das jetzige Leben lediglich ein Augenblick im Verlauf unserer Entwicklung ist. Wir sind nur auf der Durchreise und dazu benötigen wir den Körper, der sich unseren Lebensverhältnissen auf der Erde anpaßt. Unsere Intuition sagt uns, daß diese Geburt sehr sehr weit entfernt von unserem Beginn ist und der Tod unendlich weit von unserem Ende. Tod ist nur ein Phänomen der dualen Welt von Raum und Zeit. Der Körper ist vergänglich und zeitlich gebunden, doch die Seele ist unsterblich.

Sind Seele und Persönlichkeit in Harmonie, wird sich der Mensch größter Gesundheit erfreuen. Krankheit tritt dann in Erscheinung, wenn unsere Persönlichkeit vom Weg, den die Seele für uns bestimmt hat, abkommt. Jeder hat seine Aufgabe im Leben. Es ist ganz egal was wir sind, Fürst oder Bettler, Bauer oder Fabrikant, Professor oder Schuhputzer, wichtig ist nur, daß wir unsere Aufgaben mit den Geboten der Seele erfüllen. Wir sollten erkennen, daß die Lage in der wir uns befinden, ob sie nun gut oder schlecht ist, eine Lektion für uns bereit hält und daraus eine Dankbarkeit für jede Lebenssituation entwickeln, weil sie uns die beste Chance zur Entwicklung unseres Selbst bietet.

Wir müssen die Einheit aller Dinge erkennen. Unser Schöpfer ist das Meer der Liebe und Güte. Jeder ist Teil allen Lebens. Die Seele lebt, weil Gott sie liebt.

Für Bach ist also die Gesundheit die vollkommene Harmonie zwischen Seele, Geist und Körper. Krankheit dagegen ist eine Disharmonie dieser drei Aspekte. Hätten wir genügend Liebe für alle Dinge in unserem Wesen, dann könnten wir nichts und niemanden schädigen. Das Stadium dieser Vollkommenheit haben wir jedoch noch nicht erreicht, sonst gäbe es für unsere Existenz hier keine Notwendigkeit mehr. Jene, die erkrankt sind, haben eine Möglichkeit, einen weiteren Schritt zu diesem idealen Stadium zu gehen. Krankheit ist an und für sich wohltätig, denn sie weist uns darauf hin, daß wir auf falschen Wegen gehen, und somit fördert sie unsere Entwicklung zur Vollkommenheit. Wir müssen es nur richtig verstehen, dann können wir unsere Schritte in Richtung auf dieses Ziel beschleunigen und uns weitere Krankheit und Elend ersparen.

Zu den krankheitsverursachenden Mängeln gehören: Stolz, Grausamkeit, Haß, Eigenliebe, Unwissen, Unsicherheit, sowie Ängste, Zorn, Neid, Ärger, Bindung und vieles mehr. Jede Art von Krankheit kann uns zu unseren Fehlern führen. Zum Beispiel wird Stolz und Starrheit des Gemütes Starrheit und Steifheit des Körpers hervorrufen. Der von Krankheit betroffene Teil des Körpers ist ein Wegweiser für den seelischen Konflikt. Eine kranke Hand z.B. kann uns Aufschluß über ein Versagen oder eine falsche Ausrichtung einer Handlung geben. Wir kennen alle die Folgen, die aus einem plötzlichen Schock entstehen können, dann kann man sich auch vorstellen, wieviel ernsthafter und tiefgreifender ein langandauernder Konflikt zwischen Seele und Körper sein muß. Wir können vorsorgen, indem wir versuchen, die falschen Eigenschaften zu entdecken und sie durch gute Eigenschaften zu ersetzen.

Krankheit ist also kein Zufall. Sie folgt dem Gesetz von Ursache und Wirkung. So muß sich jeder einzelne bis zum Äußersten bemühen, seine Fehler zu beseitigen. Die wahre und vollkommene Heilung kommt nur aus dem Inneren, aus der Seele selbst.

Dr. Bach stellte vier Faktoren zur vollkommenen Heilung auf:

1. Das **Erkennen** unserer innewohnenden Göttlichkeit und die Folgerung daraus, daß wir die Fähigkeit haben, jeden Schaden zu überwinden.
2. Das **Wissen**, daß Krankheit nur eine Folge von Disharmonie zwischen unserer Seele und unserer Persönlichkeit ist.
3. Das starke **Verlangen**, den Fehler zu suchen, der dafür verantwortlich ist.
4. Die endgültige **Beseitigung** dieses Fehlers durch die ausgleichende Tugend.

Dr. Edward Bachs Leben

Edward Bach, der Begründer der Bachblütentherapie, wurde 1886 in Moseley, nahe Birmingham, in England geboren. Er studierte an der Universität in Cambridge Medizin, absolvierte noch eine Spezialausbildung, die ihm vier weitere Diplome einbrachte.

Dr. Bach begann zunächst als Bakteriologe. Durch seine hervorragenden Forschungsergebnisse wurde er bekannt. Seine überaus große Beobachtungsgabe und Aufmerksamkeit vertieften seine Menschenkenntnis. Er versuchte mit aller Sorgfalt den seelischen Problemen seiner Patienten auf den Grund zu gehen und somit die wahren Krankheitsursachen aufzufinden. Er saß stundenlang am Bett seiner Patienten und hörte gespannt und aufmerksam den Schilderungen ihrer Nöte zu. Damit versuchte er Zusammenhänge zwischen körperlichen und seelischen Leiden aufzudecken.

Er entdeckte die Schriften Samuel Hahnemanns. Die Ähnlichkeit zwischen Hahnemanns Homöopathie und seinen Forschungen beeindruckten ihn sehr und eröffneten ihm neue Perspektiven. Bei seinen bakteriologischen Forschungsarbeiten am Königlichen Londoner Homöopathischen Krankenhaus widmete er sich besonders der menschlichen Darmflora. Aus der Vielfalt der Darmbakterien fand er sieben große Gruppen heraus. Äußerst interessant war, daß jede dieser Hauptgruppen einer ganz bestimmten menschlichen Persönlichkeitsstruktur zugeschrieben werden konnte, d.h. die Bakterien, die in der Darmflora eines Patienten vorherrschten, ließen Schlüsse auf die jeweilige Persönlichkeitsstruktur zu.

Er kam nun immer mehr zu der Einsicht, daß der Ursprung der körperlichen Krankheiten in der Psyche liegt. Trotz seiner Erfolge und Anerkennung in der Öffentlichkeit war Dr. Bach mit seinen Leistungen jedoch noch immer unzufrieden. Die reine Natur zog ihn geradezu magnetisch an. Jede freie Minute nützte er, um auf's Land zu fahren. Er erkannte, daß ihn seine medizinischen Fähigkeiten nicht mehr weiter bringen würden und so entschloß er sich, ganz auf's Land zu ziehen. Im Jahre 1930 gab er seine Praxis in London auf.

Ohne finanzielle Mittel widmete er sich nun voll und ganz der Suche nach wirksamen Heilkräften in Blumen und Bäumen. In den folgenden Jahren fand er für die leidenden Menschen eine der großartigsten Heilmöglichkeiten. Er mußte oft selbst die Leiden erfahren, für die er das Heilmittel suchte und sobald er die richtige Blüte fand, waren die Leiden beendet.

Ich möchte dem großen Arzt danken, daß er uns ein so hilfreiches Erbe hinterlassen hat.

Liebe Leser,

die Märchenfiguren, jede mit dem Namen einer oder mehrerer BACH-BLÜTEN versehen, sollen dazu beitragen, die Charaktere und Qualitäten der Bach-Blüten anschaulich zu machen und Ihnen dadurch das Kennenlernen und Herausfinden Ihrer persönlichen Blüten zu erleichtern. Jene Eigenschaften, die wir an anderen Menschen besonders bewundern oder besonders verurteilen, sollten wir uns sehr genau betrachten. Es sind konkrete Hinweise auf unsere eigenen, oftmals unbewußten Charakterschwächen.

Lassen Sie sich nun von mir in das Reich der Märchen entführen und erleben Sie die BACH-BLÜTEN als Personen mit ihren Gefühlen und Vorlieben.

In diesem Märchen kommen folgende BACH-BLÜTEN vor:

CLEMATIS (WALDREBE)	Königin (erste Frau des Königs) Tagträumerin, sie ist mit den Gedanken immer ganz woanders, gleichgültig, was um sie herum passiert, unaufmerksam, sie versucht, so wenig wie möglich am Leben teilzunehmen
ROCK WATER (WASSER AUS HEILKRÄFTIGEN QUELLEN)	König Unterdrückt persönliche Bedürfnisse in der Verfolgung bestimmter Prinzipien und Idea le, verleugnet sich selbst, ist starr. Er ist streng in seiner Art zu leben und hat die höchsten Idealvorstellungen, von denen er nicht abzubringen ist.

HOLLY (STECHPALME)	Königin (zweite Frau des Königs) Haß, Wut, Neid, Eifersucht
CENTAURY (TAUSENDGÜLDENKRAUT)	Schneewittchen Schwäche des eigenen Willens; ihre Überreaktion auf die Wünsche anderer wird ausgenützt, kann nicht nein sagen, beeinflußbar und unterwürfig
ELM (ULME)	Köchin Ein vorübergehendes Gefühl, schwache Momente im Leben eines Starken, ein Mensch mit überdurchschnittlichen Fähigkeiten und Verantwortung, durch plötzliche Erschöpfung glaubt sie, ihrer Aufgabe nicht mehr gewachsen zu sein
MUSTARD (WILDER SENF)	Koch Tiefe Traurigkeit kommt plötzlich und ohne erkennbaren Grund, es ist, als ob eine große schwarze Wolke über ihm steht
WHITE CHESTNUT (ROSSKASTANIE ODER WEISSE KASTANIE)	Jäger Die gleichen Gedanken kreisen ständig im Kopf, er wird sie nicht mehr los, wie eine Schallplatte, die immer in der gleichen Rille hängt
SWEET CHESTNUT (EDELKASTANIE)	Schneewittchen (in akutem Zustand) Tiefste Verzweiflung, Hoffnungslosigkeit, das Gefühl, die Grenze der Belastbarkeit oder das, was ein Mensch ertragen kann, erreicht zu haben
ROCK ROSE (GELBES SONNENRÖSCHEN)	Schneewittchen (in akutem Zustand) Extreme akute Angstzustände, Panik, blankes Entsetzen, sie fühlt sich machtlos der Gewalt der

Elemente ausgeliefert, sie schwitzt vor Angst „Blut und Wasser“

IMPATIENS
(DRÜSENTRAGENDES SPRINGKRAUT)

Zwerg
Ungeduldig, treibt andere zur Arbeit an, ist oft gereizt, hat ein starkes Unabhängigkeitsbedürfnis

AGRIMONY
(ODERMENNIG)

Zwerg
Er versucht seine Sorgen und Probleme hinter einer Fassade von Fröhlichkeit zu verbergen, er liebt alle Ablenkungen wie Partys usw.

CERATO
(BLEIWURZ ODER HORNKRAUT)

Zwerg
Er vertraut seiner eigenen Meinung nicht, braucht ständig den Rat und die Bestätigung der anderen

ASPEN
(ESPE ODER ZITTERPAPPEL)

Zwerg
Er ist mit „einer Haut zu wenig“ geboren; wird stark spürbar mit Vorstellungsbildern aus anderen Ebenen überflutet, es entstehen unerklärliche Ängste und Vorahnungen, besonders nachts ist es unheimlich und er braucht deshalb immer Licht

CRAB APPLE
(HOLZAPFEL)

Zwerg
Fühlt sich entweder äußerlich oder innerlich beschmutzt, Sauberkeit und Ordnung ist in jeder Form höchstes Gebot für ihn

SCLERANTHUS
(EINJÄHRIGER KNÄUEL)

Zwerg
Mangel an Ausgeglichenheit, Unsicherheit, er kann sich nicht entscheiden, springt von einem Thema zum anderen wie ein Grashüpfer, ist entweder in „Himmelhoch-jauchzend“- oder plötzlich in “Zu Tode-betrübt”-Stimmung

Wild Oat (Waldtrespe)	Zwerg Unzufriedenheit, weil er seine Lebensaufgabe nicht findet, sehr talentiert, fängt vieles an aber bringt es nicht zu Ende, weil ihn schon wieder eine neue, bessere Idee zum nächsten Objekt führt
Water Violet (Sumpfwasserfeder)	Königssohn Isoliertes Überlegenheitsgefühl, als Vorgesetzter sehr geschätzt, weil er über den Dingen steht und immer die Situation aller Beteiligten im Blickfeld hat; er handelt in seiner Besonderheit manchmal herablassend und stolz mit innerer Reserviertheit

Anmerkung

Einige der Märchenfiguren verändern sich im Lauf der Geschichte. **Zwerg Aspen**, **Zwerg Wild Oat** und **Prinz Water Violet** zeigen eine Veränderung aus dem "negativen" in den "positiven" Charakter; **Schneewittchen Centaury** dagegen erlebt mehrere Gemütszustände.

Ich habe nur bei wenigen Figuren die Wandlung aufgezeigt, weil das Hauptaugenmerk in erster Linie auf dem krankheitsverursachenden „negativen" Gemütszustand liegt, den es zu erkennen gilt. Die Märchenfiguren erleben die Wandlung durch den direkten Kontakt mit der Pflanze. Viele Menschen verspüren auch die Schwingung, wenn sie sich mit den Pflanzen beschäftigen; oder entdecken durch das Studium der Bachblüten, daß sie sich zum Beispiel instinktiv den Lieblingsplatz unter „ihrem" Baum gesucht haben. Die intensivste Wirkung der Bachblüten erreicht man jedoch durch die Einnahme der Tropfen, die in allen Apotheken erhältlich sind.

Schneewittchen

Es war einmal ein kalter Winter, und der Schnee fiel in dicken Flocken auf die Erde.
Königin Clematis saß in ihrem behaglichen Zimmer am Fenster, das mit einem Rahmen aus schwarzem Ebenholz umrandet war, und bestickte ein weißes Tuch. Sie liebte diesen schönen warmen Platz am Fenster ganz besonders, denn der Tanz der vielen tausend Schneeflocken, den sie durch das eisblumenverzierte Fenster beobachtete, führte sie immer weiter in das Land Ihrer Phantasien. Summend und mit offenen Augen träumend, schweifte sie darin umher und kam mit ihrer Arbeit kaum voran. Sie interessierte sich nicht besonders für das, was um sie herum vorging; die Regierungsgeschäfte ihres Mannes, des **Königs Rock Water**, empfand sie meist als lästig und sie hörte ihm oftmals gar nicht richtig zu, wenn er von seiner Arbeit sprach. Mit ihren Gedanken war sie immer woanders. Wenn sie manchmal doch eine Idee für die Lösung eines Problems hatte, so verwarf er ihren Beitrag als unrealistisch und weltfremd. In seinen Regierungsgeschäften konnte ihm keiner Ratschläge erteilen, die gut genug gewesen wären, seinen hohen Anforderungen zu entsprechen. Das war ihr ganz recht, denn so konnte sie sich schnell wieder an ihren Lieblingsort und in ihr Reich, fern der Realität, zurückziehen. Während **Königin Clematis** die Menschen in ihrem Geiste agieren ließ und dabei weiterstickte, ohne wirklich zu sehen, was sie tat, stach sie sich in den Finger, und ein dicker Tropfen Blut sickerte in das schneeweiße Leinen.

„Oh, wie schön das Rot auf dem Weiß aussieht", dachte sie und sah plötzlich ein Mädchengesicht vor sich, mit einer Haut so rein wie der Schnee, Lippen so rot wie Blut und glänzenden Locken so schwarz wie die Fensterrahmen aus Ebenholz.
„Ach", dachte die Königin, „wie traumhaft wäre es, ein so schönes Kind zu haben. Ich würde ihm viele Geschichten erzählen, mit ihm singen und spielen und wir würden gemeinsam dem Treiben der Schneeflocken zusehen." Lange saß sie da und malte sich aus, wie es wohl wäre, eine solche Tochter zu haben. Ein Jahr später bekam **Königin Clematis** tatsächlich ein Töchterchen und die Haut ihres Kindes war so rein wie Schnee, die Lippen so rot wie Blut und die Haare so schwarz wie Ebenholz. Es wurde Schneewittchen genannt.

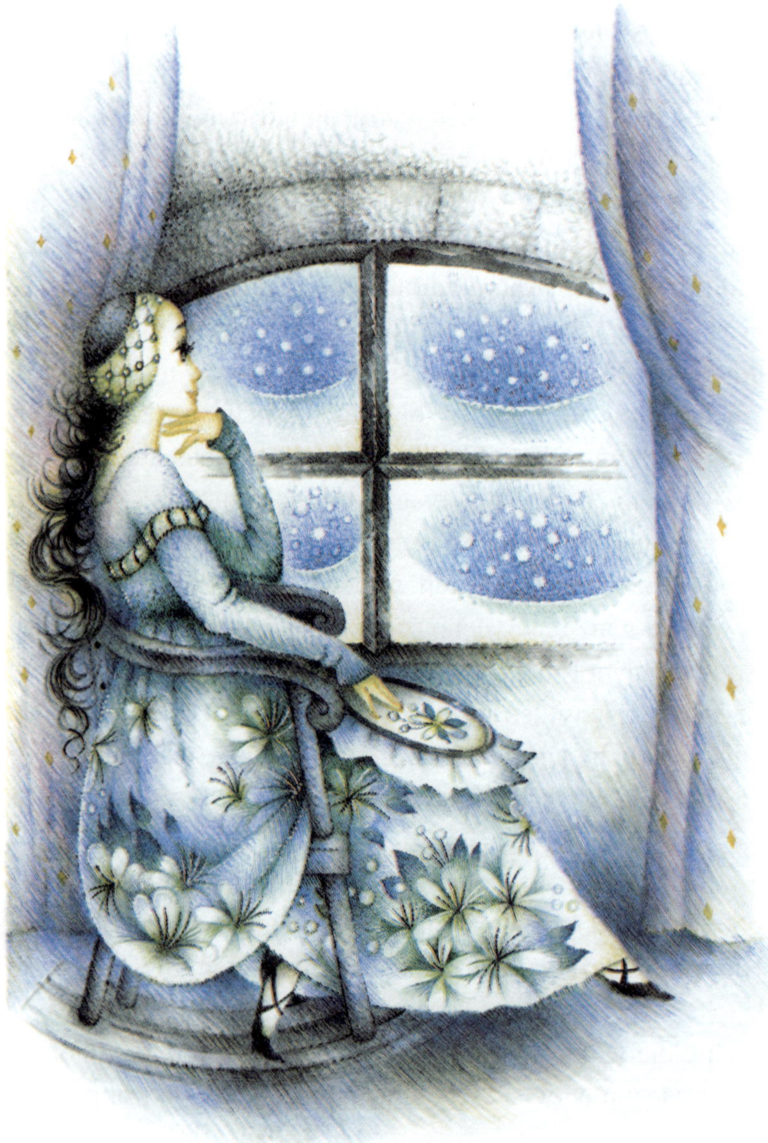

Königin Clematis

Bald darauf wurde **Königin Clematis** krank. Sie schien nun völlig in ihrer eigenen Welt zu sein. Ihr Antrieb gesund zu werden, war trotz ihres schönen Töchterchens zu schwach und so starb sie.

König Rock Water heiratete nach einiger Zeit wieder. Seine zweite Frau, **Königin Holly**, war eine auffallend hübsche Frau, deren Schönheit viele Menschen bewunderten. Aber trotz aller Huldigungen des Volkes, trotz der Komplimente und Anerkennungen ihres Mannes, konnte **Königin Holly** nicht zufrieden und glücklich sein. Sie mißtraute allen und sah sich ständig in Gefahr, die Liebe ihres Mannes durch eine andere, womöglich noch schönere Frau, wieder zu verlieren. Diese Gedanken verunsicherten sie zutiefst und sie spürte eifersüchtige Gefühle in sich aufsteigen, welche so unerträglich waren, daß sie immer wieder in ihren Zauberspiegel sehen mußte um ihn zu befragen: „Spieglein, Spieglein an der Wand, wer ist die Schönste im ganzen Land?“ Jedesmal antwortete der Spiegel: „Frau Königin, Ihr seid die Schönste im Land.“ Diese Bestätigung beruhigte **Königin Holly** wieder für einige Zeit. Dabei hatte sie gar keinen Grund an sich zu zweifeln, denn **König Rock Water** war ausgesprochen stolz auf seine gepflegte Frau, die sorgsam auf ihre Figur achtete und kein Gramm zuviel wog. Diese Selbstdisziplin entsprach seiner eigenen Lebenseinstellung, denn er verlangte von sich nicht nur in der Politik, sondern in jeder Hinsicht höchste Perfektion.

Eines Tages bemerkte **König Rock Water**, daß er in der Tat ein Kilo zuviel wog. Sogleich gab er seiner **Köchin Elm** die Anweisung, ab sofort nach genauem Ernährungsplan zu kochen und alles, jedes Stückchen Fleisch oder Brot sorgfältig abzuwiegen und nach Nährwert und Vitaminen zu berechnen. **König Rock Water** war sich der außergewöhnlichen Fähigkeiten seiner **Köchin Elm** bewußt, denn sie leitete die königliche Küche seit Jahren mit größtem Einsatz und führte ihre vielen Küchenhilfen umsichtig und verantwortungsvoll. Sie war einfach perfekt und keine Arbeit wurde ihr zuviel. Mit Liebe und Eifer bereitete sie jede Speise für die königliche Familie zu und sie übernahm auch die zusätzliche zeitraubende Aufgabe des Wiegens und Berechnens mit akribischer Genauigkeit. **König Rock Water** war vollends zufrieden mit ihr. Eines Mittags, als sie mitten in der hektischsten Arbeitszeit war, fiel ihr bester Mitarbeiter, **Koch Mustard**, wieder einmal in seine offensichtlich grundlose Depression. Er hatte öfter solche plötzlichen Gemütszustände, die sich, so

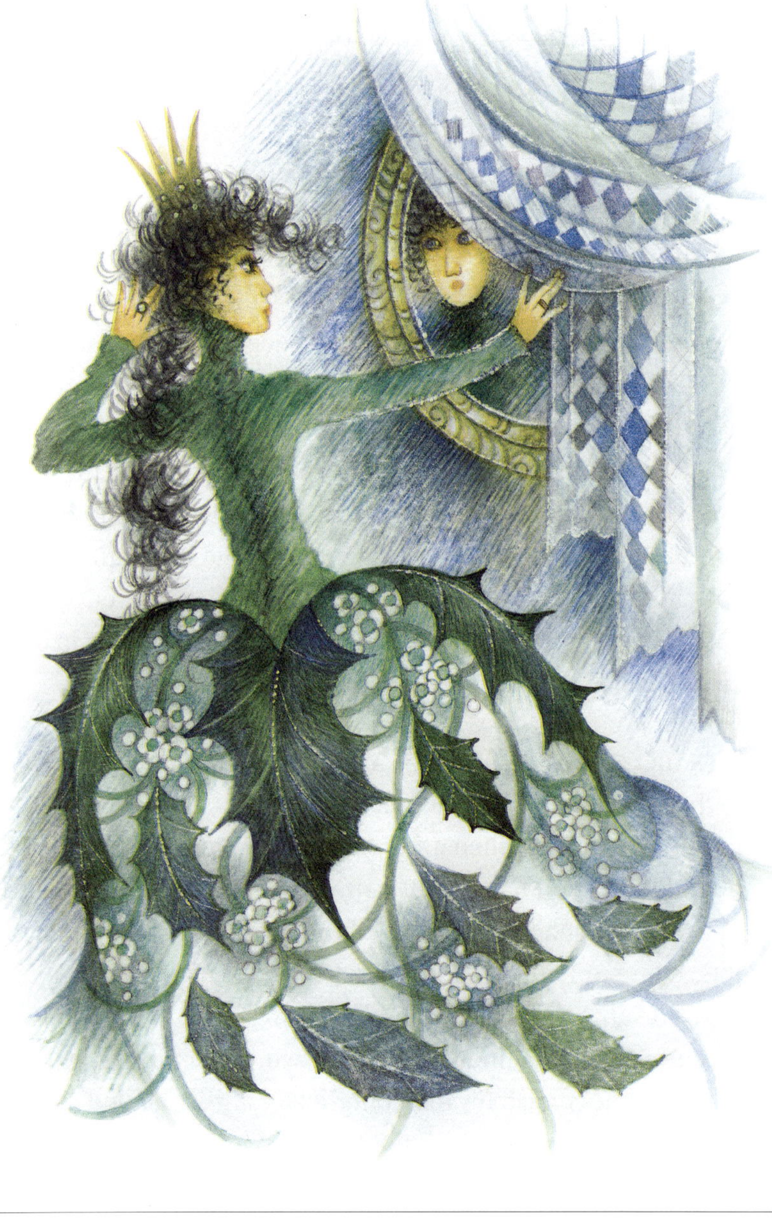

Königin Holly

erzählte er, wie dunkle Wolken auf seine Seele herabsenkten. Manchmal liefen ihm sogar Tränen über die Wangen, ohne daß er irgend eine Erklärung dafür fand. Wenn die anderen versuchten, ihn mit Witzen und Albernheiten aufzumuntern, so erkannten sie bald, daß dies völlig zwecklos war. „Es ist etwas Schweres in mir; es ist, als könnte ich mich gar nicht mehr bewegen", stellte **Koch Mustard** fest, worauf ihm tatsächlich die Suppenkelle aus der Hand fiel und er erst recht zu heulen begann. **Köchin Elm** meinte voll Mitgefühl und Tapferkeit, daß er sich ein bißchen ausruhen solle, sie würde die Arbeit schon schaffen.

Nachdem die Königliche Familie getafelt hatte und die Küche schon fast fertig geputzt war, überkam **Köchin Elm** ein seltsames Gefühl: Sie fühlte sich auf einmal so klein, so schwach, und als sie an das bevorstehende Abendessen dachte, überkam sie eine noch nie vorher gekannte Unsicherheit. Ich schaffe es nicht mehr! Ich glaube, ich habe die Gänseleberpastete falsch berechnet! Bei diesem Gedanken wurde ihr ganz flau im Magen. Sie begann an ihren Fähigkeiten zu zweifeln und fragte sich, ob sie überhaupt für diesen Beruf geeignet sei. Wo war ihr sonst so starkes Selbstbewußtsein geblieben? Da fiel ihr ein, daß sie noch nach **Koch Mustard** sehen sollte, ob es ihm schon besser ging und daß sie ausserdem den Weinkeller kontrollieren wollte.

Aber allein die Vorstellung an ihre Verpflichtungen machten ihre Beine so schwer, daß sie bei dem Versuch aufzustehen, zusammenknickte und sich schnell wieder setzen mußte.

„Was ist bloß los mit mir?", dachte sie. Ihre Beine gehorchten ihr nicht mehr und ihr wurde schwindelig. **Köchin Elm** war unfähig, auch nur irgendeinen Handgriff zu tun. Zum erstenmal in ihrem Leben schlief sie in der Küche sitzend ein.

Schneewittchen Centaury wuchs indes zu einem freundlichen und hilfsbereiten Mädchen heran. Sie fügte sich willig, lernte eifrig und übte unermüdlich auf dem Klavier. Es war eine Freude für sie, Vaters Lieblingsstücke, wann immer er sie hören wollte, zu spielen, denn dies waren die wenigen vergnüglichen Pausen, die sich **König Rock Water** in seinem Arbeitseifer gönnte. Seine hochgesteckten Ziele ließen ihm kaum Zeit für die Familie. **Schneewittchen Centaury** verbrachte die Tage mit ihrer Zofe, der Lehrerin, aber auch viel alleine, und so freute sie sich über jede Aufmerksamkeit und jedes Lob ihres Vaters. Ein Tadel oder gar eine Strafe war für das Kind kaum nötig,

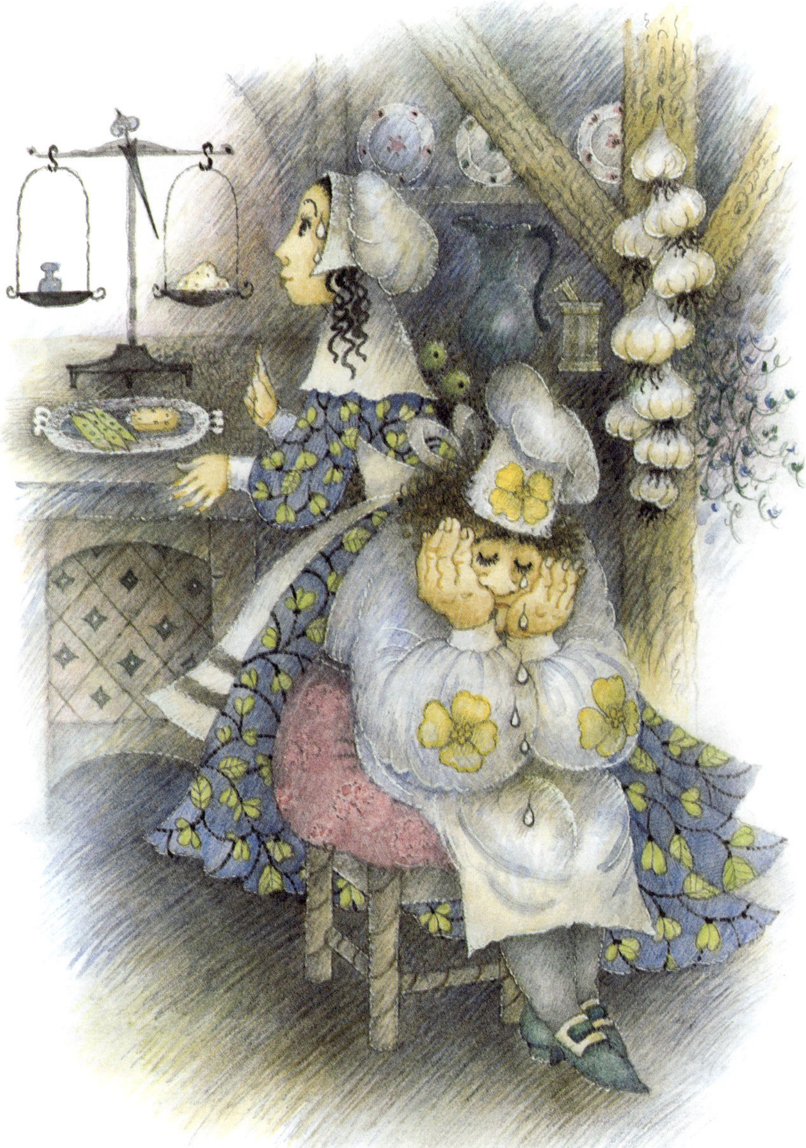

Köchin Elm und Koch Mustard

so sehr bemühte es sich, allen Erwartungen seiner Eltern zu entsprechen. Im Laufe der Zeit wurde sie zusehens hübscher, und einige Bedienstete am Hof hielten das Mädchen für schöner als die Königin.

Wieder einmal befragte **Königin Holly** ihren Zauberspiegel: „Spieglein, Spieglein an der Wand, wer ist die Schönste im ganzen Land?" Da antwortete der Spiegel: „Frau Königin, Ihr seid die Schönste hier, aber **Schneewittchen Centaury** ist tausendmal schöner als Ihr!" **Königin Hollys** Herz zog sich schmerzhaft zusammen. Das, was sie am meisten fürchtete war nun eingetreten. Sie hätte vor Wut zerspringen können. Aufgeregt lief sie in ihrem Zimmer auf und ab. Das Mädchen sollte tausendmal schöner sein? Kritisch betrachtete sie sich die Schönheit **Schneewittchen Centaurys**: Ja, sie war wirklich eine überaus liebliche, jugendlich anmutige Erscheinung! Blanker Neid und unvorstellbarer Haß loderten in ihr auf, sie eilte zurück zum Spiegel; doch sie sah nur ein verkniffenes, vor Ärger grünlich-gelb verfärbtes Gesicht darin. Zutiefst gekränkt, schier rasend vor Eifersucht, sann sie von nun an unaufhörlich, was sie gegen diese Konkurenz unternehmen könnte.
Eines Tages, als **Schneewittchen Centaury** für ihre Eltern Klavier spielte und sie ihren Vater nicht nur durch ihre wunderbare Musik, sondern ebenso durch ihr hinreißendes Aussehen verzauberte, spürte **Königin Holly** die häßliche grüne Farbe des Neides in ihr Gesicht steigen und der Haß in ihrem Herzen wütete so unerträglich, daß sie augenblicklich beschloß, nun endgültig gegen dieses Ärgernis anzugehen: **Schneewittchen Centaury** sollte für immer verschwinden! Sie ließ den Jäger aus dem Königlichen Hochwald zu sich kommen und befahl ihm: „Gehe mit dem Kind hinaus in den Wald und töte es! Zum Beweis dafür, daß du sie getötet hast, bringst du mir ihr Herz! Wenn du meinen Befehl nicht ausführst, lasse ich dich töten!"
Der Jäger traute seinen Ohren nicht. Er stand reglos da und brachte kein Wort mehr heraus. Ehe er sich seines Auftrages und seiner Lage recht bewußt wurde und er endlich protestieren wollte, war **Königin Holly** längst verschwunden. Da lief auch schon **Schneewittchen Centaury**, freundlich grüßend wie immer, auf ihn zu. Sein Herz klopfte ihm bis zum Hals, als er das wunderschöne Mädchen sah: „Niemals kann ich so einen Befehl ausführen! Wie kommt diese Frau dazu, das von mir zu verlangen?" **Jäger White Chestnut** machte sich nun große Selbstvorwürfe: „Ich hätte etwas sagen müssen, mich weigern müssen! – Aber sie war ja gleich verschwunden! Warum ging alles so schnell?

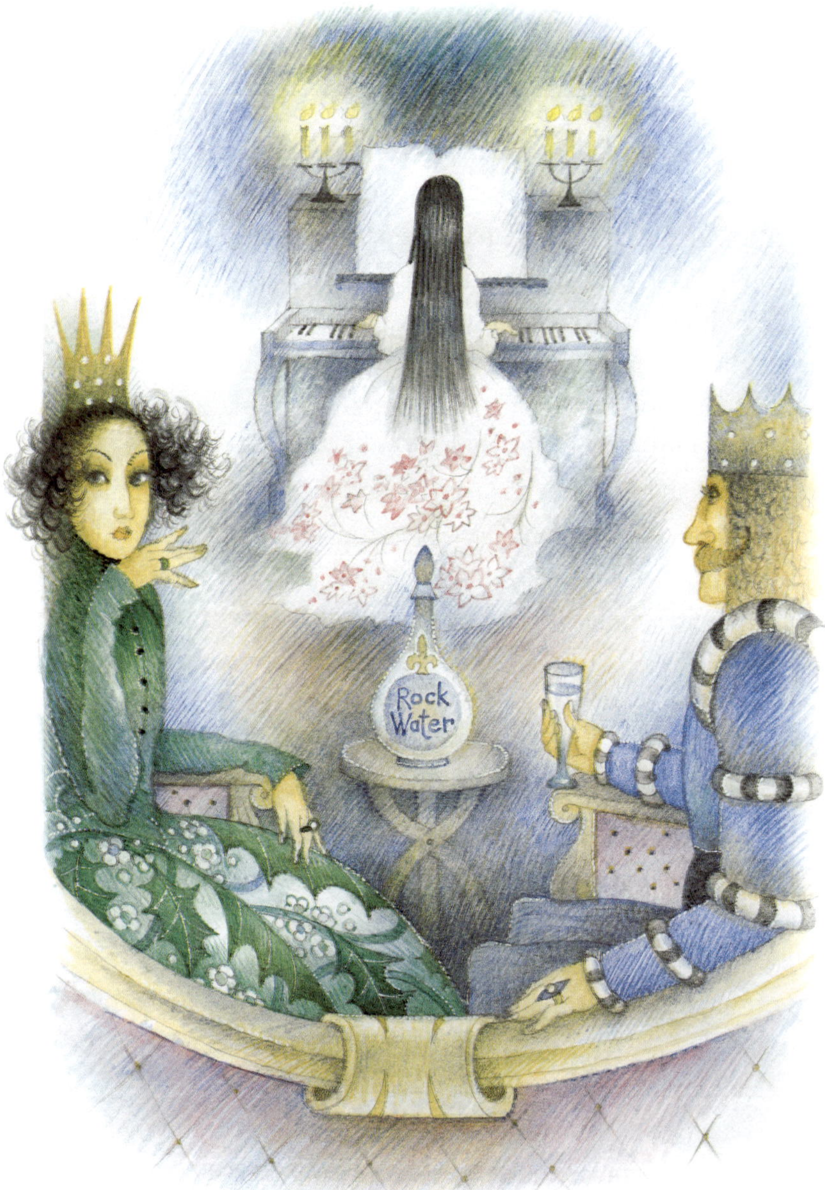

Königin Holly und König Rock Water

– Trotzdem, ich hätte sofort widersprechen müssen! Ich hätte es tun müssen!“ In seinem Kopf tobten immer die gleichen Gedanken: „Ich hätte nein - nein - nein rufen sollen, sofort! Warum habe ich nicht sofort reagiert? Warum denn nur? So etwas Abscheuliches kann ich doch nicht tun!“ In seinem Inneren völlig verwirrt, fragte er das Kind, ob es ihn in den Wald begleiten wolle, um Tiere zu beobachten. **Schneewittchen Centaury** willigte freudig ein. Sie liebte die Wanderungen mit dem freundlichen Mann, der so viel über die Tiere und Pflanzen in der Natur zu erzählen wußte. So machten sich die beiden auf den Weg.

Schneewittchen Centaury wunderte sich sehr über **Jäger White Chestnut**, der leise murmelnd und zähneknirschend dahinlief, so daß sie kaum mit ihm Schritt halten konnte. Er sah so blaß und verstört aus, daß sie sich voller Mitleid nach seinem Befinden erkundigte. Aber er schien sie nicht zu hören und antwortete nicht.

Nach einigen Stunden strengen Marschtempos bat das Mädchen um eine Rast. Ihre Füße waren so langes Gehen nicht gewöhnt und schmerzten. Sie setzte sich auf einen Baumstamm und **Jäger White Chestnut** berichtete ihr nun, wie sein Auftrag lautete und wie verzweifelt er nach einem Ausweg sann.

„Bleibe am besten hier im Wald, Gott im Himmel wird dir helfen. Ich weiß keinen anderen Ausweg!“ Kaum hatte er diese Worte gesprochen, als er auch schon auf und davon rannte. „Irgendwie kommt das Kind schon weiter!“ dachte er unaufhörlich und das Herz als Todesbeweis wollte er von dem am frühen Morgen frisch erlegten Wildschwein nehmen.

Es kamen jedoch große Zweifel über die Richtigkeit seiner Entscheidung über ihn und von nun an konnte er überhaupt keinen klaren Gedanken mehr fassen. „War das wirklich eine Lösung? Was würde mit dem Mädchen passieren?“ Ihn schauderte. Aber was hätte er sonst tun können? „Nein, so war es wohl am besten. – Ich kann ihr nichts antun. – Aber wenn ihr jetzt im Wald etwas zustößt? – Ich hätte sie vielleicht verstecken sollen. – Aber wo? Wo denn nur? – Vielleicht ist es so doch am besten.“ Die Sorgen um **Schneewittchen Centaury** ließen ihn nun nicht mehr los. In den vielen schlaflosen Nächten, die er von nun an hatte, hoffte er immerzu auf ein Wunder für sie.

Schneewittchen Centaury war fassungslos zurückgeblieben. Sie konnte einfach nicht glauben, was sie da gehört hatte. Langsam begriff sie, was geschehen war und daß sie nun ganz alleine da saß und ihrem Schicksal ausgeliefert war.

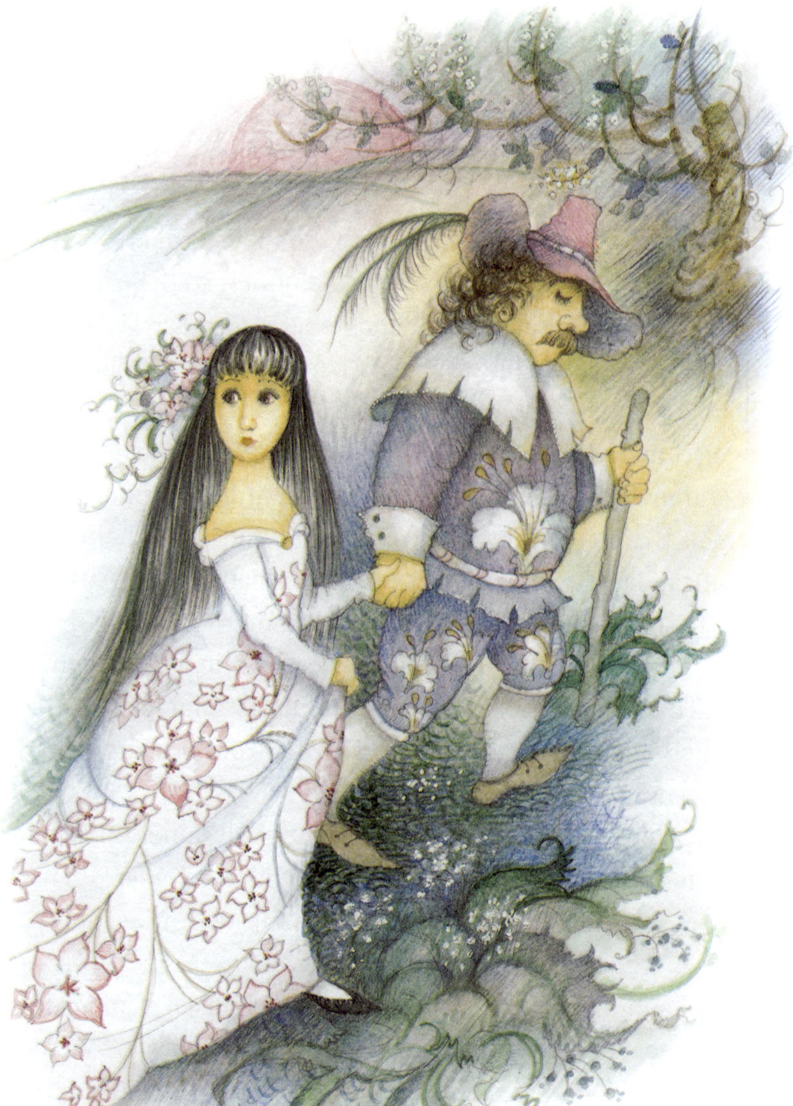

Schneewittchen Centaury mit Jäger White Chestnut

Die dunkelsten Stunden ihres Lebens zogen herauf, so wurde SCHNEEWITTCHEN CENTAURY zu SCHNEEWITTCHEN SWEET CHESTNUT und fühlte sich völlig verlassen und hilflos in diesem übermächtigen Wald. Inzwischen war es beinahe Nacht geworden. Wie sehnte sie sich jetzt nach ihrer Mutter, an die sie sich nur aus Erzählungen und Bildern erinnern konnte. Dann dachte sie an die lieblose Behandlung durch ihre Stiefmutter und an den Vater, der so selten Zeit für sie hatte. „Ich bemühe mich so sehr um ihre Liebe, tue wirklich alles, damit sie mit mir zufrieden sein können, und doch muß ich soviel ertragen! Jetzt sitze ich da, mutterseelenallein in dem riesigen Wald – von Gott und der Welt verlassen." Sie fühlte sich wie ein Vogeljunges, das aus dem Nest gefallen war. „Ich weiß nicht mehr, wie es weitergehen soll und von Minute zu Minute wird es dunkler!" Sie bemerkte kaum noch die Tränen, die an ihren Wangen herunterliefen, so sehr hatte sie das Grauen gepackt. In stiller Verzweiflung glaubte sie nun das Ende ihrer Belastbarkeit erreicht zu haben, und dem Tode nahe zu sein. Sie gab die Hoffnung auf irgendeine Hilfe auf.

Sie wußte nicht mehr, wie lange sie so unbeweglich da saß, als es plötzlich ganz in ihrer Nähe raschelte und knackte. SCHNEEWITTCHEN CENTAURY ROCK ROSE erstarrte vor Schreck und hielt den Atem an. Ihr Herz pochte wild und deutlich hörbar. Vor Angst wie von Sinnen meinte sie zerspringen zu müssen und ihr Magen fühlte sich an wie ein Felsbrocken. Todesangst kroch heiß und kalt über ihren Rücken. Das Geräusch kam näher – immer näher – und ihr ganzer Körper fing an zu beben. Durch das helle Licht des Vollmondes konnte sie nun die Umrisse eines Tieres erkennen, welches sich langsam näherte. Es war ein Reh, das Schritt für Schritt vorsichtig herankam und SCHNEEWITTCHEN CENTAURY ROCK ROSE mit großen braunen Kulleraugen so liebevoll ansah, daß ihr ganz warm ums Herz wurde und sie atmete auf. „Was machst du denn hier allein im Wald?" fragte das Reh leise. SCHNEEWITTCHEN CENTAURY ROCK ROSE traute ihren Ohren kaum, als das Tierchen auch noch zu sprechen begann. Die schreckliche Angst löste sich in Tränen auf und sie fing an, dem wunderlichen Reh ihre Geschichte zu erzählen. Das Rehlein hörte gespannt zu und sagte dann: „Ich werde dich zu meinen kleinen Freunden bringen, komm mit!" SCHNEEWITTCHEN CENTAURY ROCK ROSE fühlte sich auf wunderbare Weise geborgen. Ihr Begleiter gab ihr wieder Mut. Angeregt plaudernd gingen sie lange durch den Wald, bis sie im Morgengrauen zu einem kleinen Häuschen kamen. "Hier wohnen meine Freunde, die sieben Zwerge. Sie sind schon im Bergwerk bei ihrer Arbeit. Geh ruhig hinein und mache es dir gemütlich."

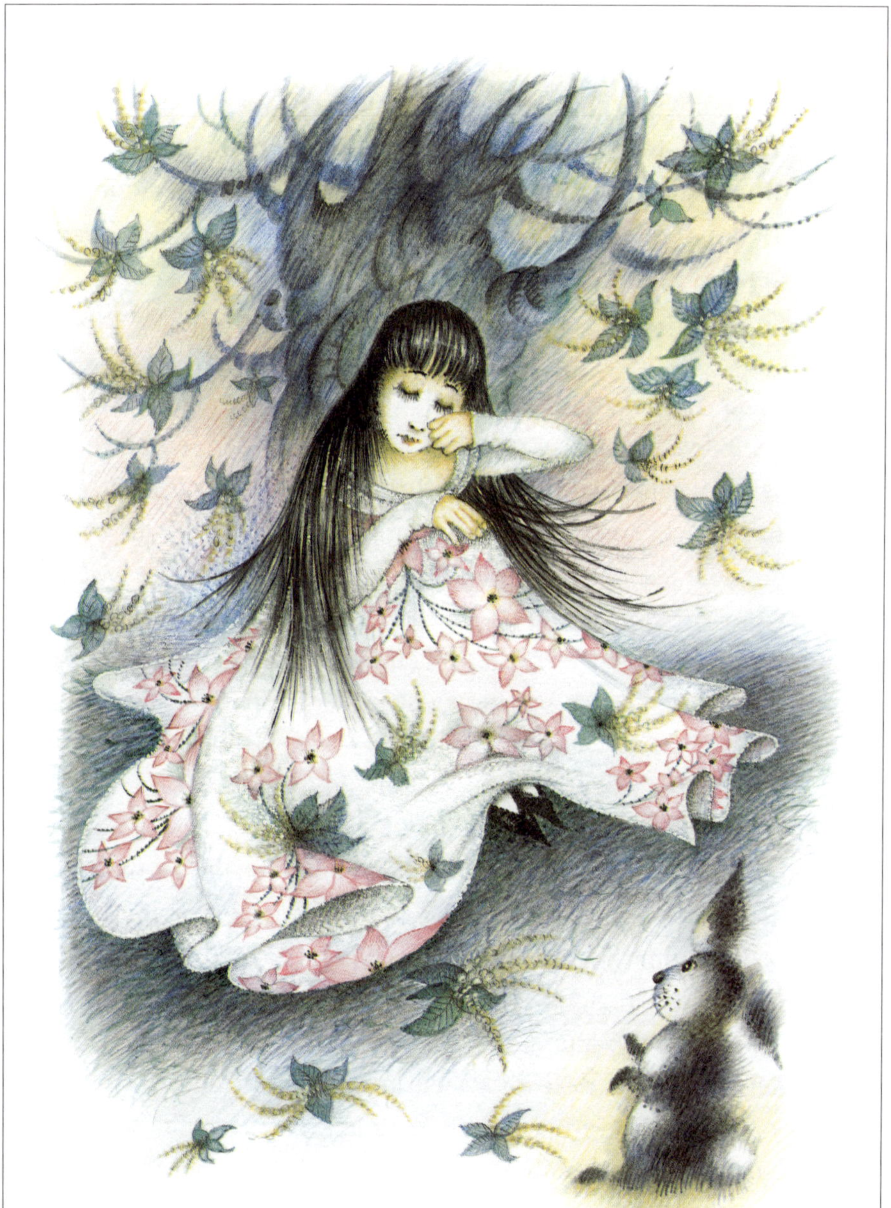

Schneewittchen Centaury, Sweet Chestnut

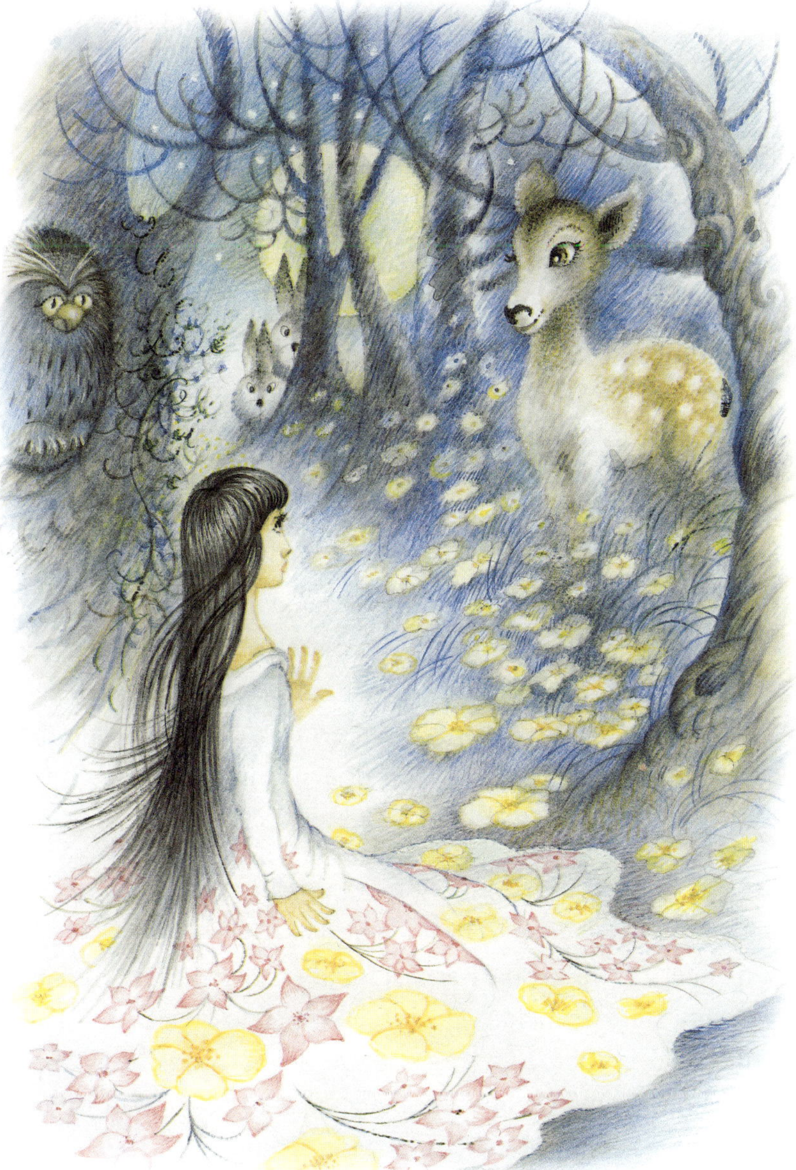

Schneewittchen Centaury, Rock Rose

Das Reh verabschiedete sich und versprach, das Mädchen bald wieder zu besuchen. **Schneewittchen Centaury Rock Rose** winkte ihm dankbar nach, dann trat sie in das Häuschen ein.
"Was war denn das?" Auf einem langen, niedrigen Tisch standen sieben kleine Tellerchen mit Gemüse, Brot und sieben kleine Becherchen mit Wein. Trotz ihres riesigen Hungers aß sie von jedem Tellerchen nur ein ganz klein wenig und trank aus jedem Becherchen nur einen kleinen Schluck. Dann ging sie in den nächsten Raum und sah sieben niedliche Bettchen, eines schöner als das andere. Erschöpft legte sie sich in eines hinein und fiel sofort in tiefen Schlaf.
Als es schon beinahe wieder dunkel geworden war, kamen die sieben Zwerge von ihrer Arbeit im Bergwerk nach Hause.

Als erster stürmte **Zwerg Impatiens** ins Häuschen. Bei ihm mußte alles schnell gehen, denn Geduld und Warten waren für ihn Fremdwörter. Er arbeitete so flink, daß keiner der anderen Zwerge mithalten konnte. Aber genau darüber wurde **Zwerg Impatiens** immer wieder zornig und er trieb die anderen ungeduldig zur Eile an. „Ich glaube, ich bin mit lauter Schnecken zusammengespannt!“ oder „Laß nur, ich mach das schon, du machst mich ganz gribbelig!“ rief er immer wieder. Am liebsten hätte er ganz alleine und ungestört in seinem eigenen Tempo gearbeitet. Dadurch verbrauchte er seine Kräfte so schnell, daß er ständig hungrig war. Seinem ewigen „Ich habe schon wieder Hunger wie ein Wolf!“ folgte der Griff in die Jackentasche, in der er immer einige Nüsse hatte, denn die konnte er schnell in den Mund stecken, ohne sich mit langen Essensvorbereitungen aufhalten zu müssen.

Der zweite Zwerg hieß **Agrimony**. Er war immer fröhlich, unternehmungslustig und brachte alle anderen zum Lachen. Unstimmigkeiten oder gar Streit konnte er nicht ertragen, weshalb er fast immer nachgab oder mit Spielen und Witzen zu schlichten versuchte. Er wurde von allen geliebt und jeder fühlte sich in seiner Nähe wohl. Keiner bemerkte etwas von seinen Ängsten und Sorgen, die er völlig hinter seiner fröhlichen Maske verbarg. In vielen unruhigen Nächten, in denen er wenig Schlaf fand, grämte er sich darüber, daß er vergessen hatte, seine Schuhe zu putzen oder nach dem Kräutergarten zu sehen. Die Unzufriedenheit mit sich selbst trieb ihn dann in die Speisekammer, um dort in etwas Eßbarem Trost zu finden, mit dem Ergebnis, daß er nun erst recht mit sich haderte, weil er wieder nicht konsequent seinen Vorsatz, weni-

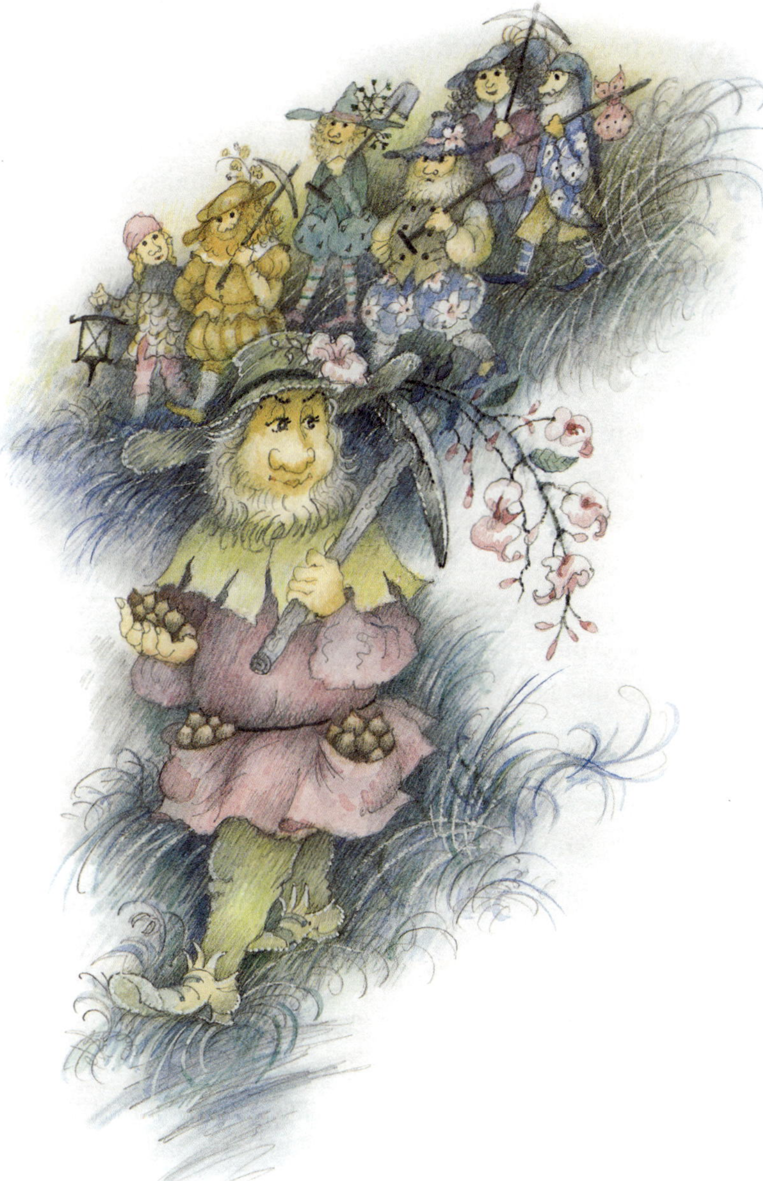

Zwerg Impatiens

ger zu essen, einhalten konnte. Aber mit seinen Freunden sprach er niemals über solche Dinge; alle kannten nur die unbeschwerte, lustige Seite von **Zwerg Agrimony**.

Ihm folgte **Zwerg Cerato**, eine ziemliche Nervensäge, über den die anderen, vor allem **Zwerg Impatiens,** oft stöhnten. Er brauchte von morgens bis abends die Bestätigung seiner Freunde für alles und jedes, was er dachte und tat: „Wie würdest Du das Süppchen kochen? Findet ihr, ich sollte noch mehr Schnittlauch hineingeben? Eigentlich ist es genug, aber es sind so viele Vitamine im Schnittlauch! Vielleicht doch noch ein wenig...?
Übrigens: ich habe überlegt, ob ich vielleicht das Haar kürzer tragen sollte. Aber das steht mir wahrscheinlich nicht besonders, oder was meint ihr? Praktischer wäre es schon, oder? Was würdet ihr an meiner Stelle tun? – Soll ich jetzt vielleicht doch noch den Schnittlauch ...???"
Die Zwerge seufzten. Mit **Cerato** war es nicht einfach. Er war überbeschäftigt mit dem Sammeln von Informationen und Wissen, um alles richtig zu machen, konnte aber kaum etwas damit anfangen, weil er sich selbst nichts zutraute. Entscheidungen konnte er alleine nicht treffen. Er folgte oft den Ratschlägen anderer, um hinterher festzustellen, daß seine eigene Stimme die richtige gewesen wäre. Dann sagte er: „Ich muß lernen, mich auf mich selbst zu verlassen, findet ihr nicht?"...

Nun kam **Zwerg Aspen,** der kleinste und empfindlichste von allen. Er litt oftmals an schlimmen Ängsten und Vorahnungen, wußte aber nie so recht, warum er in diese Zustände kam. Plötzlich, aus heiterem Himmel, überfiel ihn ein eigentümliches Gefühl, die Angst kroch langsam den Rücken hoch und am ganzen Körper bildete sich Gänsehaut. Dann fing er gewöhnlich an zu zittern. Wenn die anderen Zwerge ihn fragten, warum er so zittere, wollte er es meist nicht sagen. Nur manchmal antwortete er leise: „Ich habe Angst, daß irgend etwas geschehen wird, ich weiß aber nicht, was es sein könnte."
Auch in der Nacht wachte **Zwerg Aspen** häufig in wilder Panik auf und brauchte Licht, um sich wieder zu beruhigen. Die Dunkelheit konnte er nicht ertragen. Die Träume von schrecklichen Gestalten und Geistern ängstigten ihn so sehr, daß seine Zwergenfreunde ihm eine kleine Laterne gebastelt hatten, die immer an seinem Bettchen für etwas Licht sorgte. **Zwerg Aspen** nahm auch die Schwingungen von schlechten Gedanken und aufkommenden Streitigkeiten

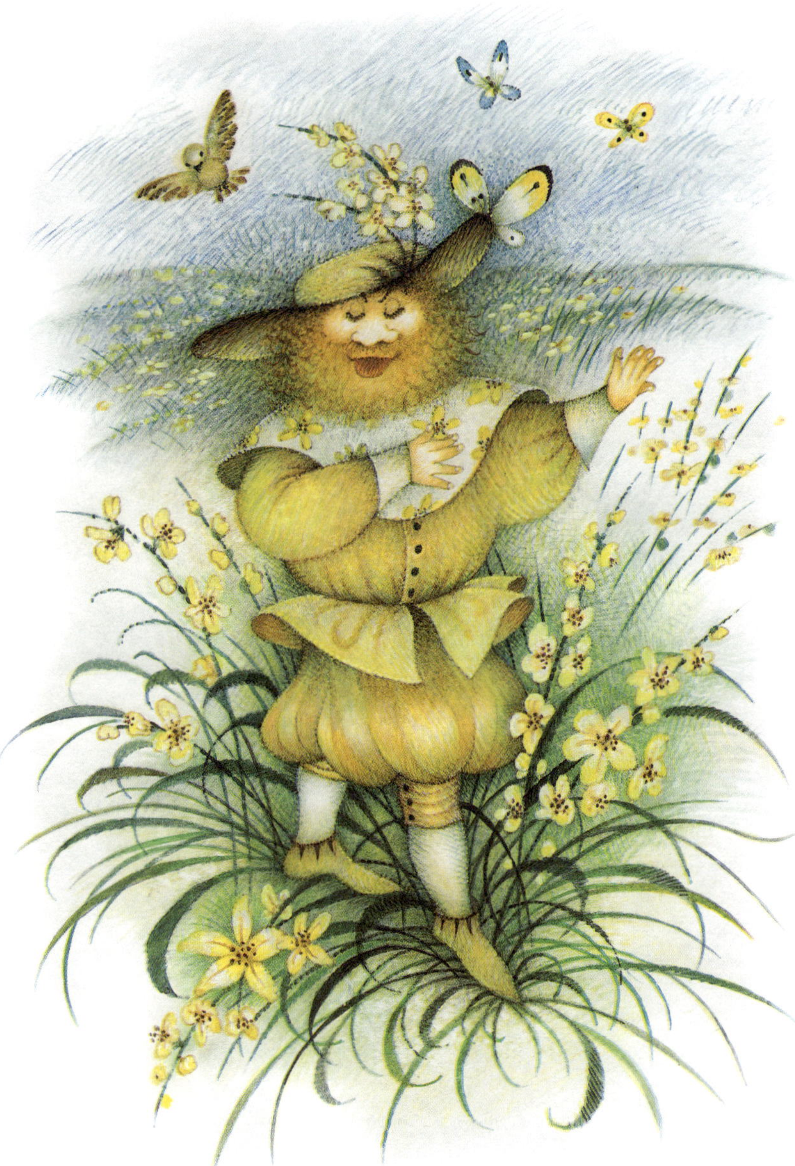

Zwerg Agrimony

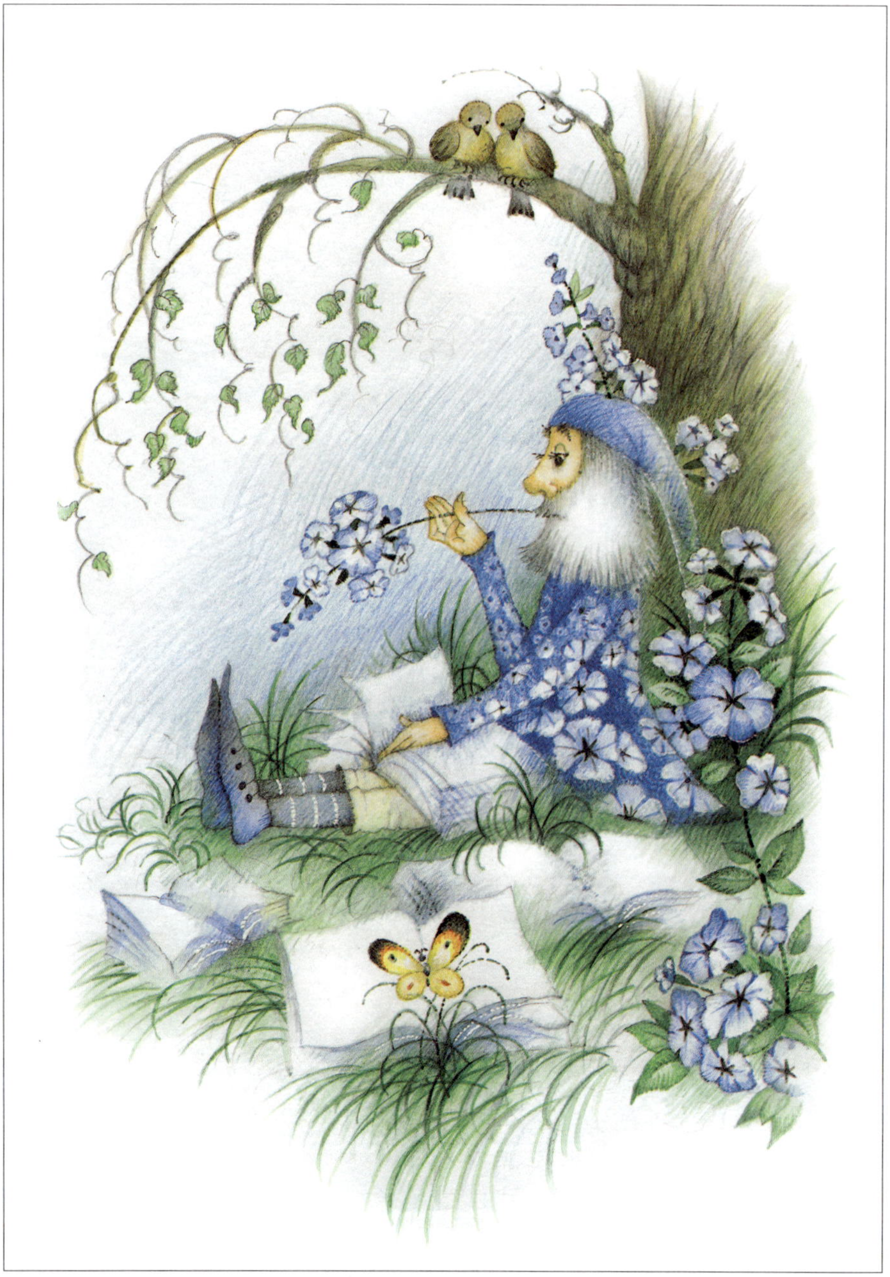

Zwerg Cerato

schon lange vor der Auseinandersetzung zwischen den betreffenden Zwergen wahr und alle wunderten sich, warum er schon wieder zitterte. Manchmal war es so schlimm, daß er plötzlich in Ohnmacht fiel, weshalb alle Zwerge versuchten, immer sehr liebevoll mit ihm umzugehen.

Als nächstes stapfte **Zwerg Crab Apple** daher, der schon den ganzen Weg seine Hose und sein Wams vom Bergwerksstaub abgeklopft und seine Mütze eifrig ausgeschüttelt hatte. Für ihn waren Ordnung und Sauberkeit oberstes Gebot und dementsprechend blitzte und blinkte das ganze Zwergenhäuschen. Kopfschüttelnd verfolgten die Freunde sein endloses Händewaschen vor jedem Bissen, den er aß. Gemüse und Salat wurden ausschließlich von ihm gewaschen, denn es war ihm zu riskant, durch die Oberflächlichkeit der anderen womöglich Sandkörner oder gar Läuse zwischen den Zähnen zu fühlen. Allein bei dem Gedanken daran schüttelte es ihn vor Ekel. Er hatte immer das Gefühl irgendwie beschmutzt, oder mit Krankheitserregern belastet zu sein. Mußte ein Zwerg nießen, flitzte **Zwerg Crab Apple** sofort zur Herdstelle, um reinigende Heilkräuter zu verbrennen.
Alles, was nicht exakt an seinem Platz lag, ordnete er wieder pingelig genau und die Schlampigeren unter den Zwergen hatten mit **Zwerg Crab Apple** nichts zu lachen. Sogar durch negative Gedanken oder ärgerliche Worte, die er lieber nicht hätte sagen sollen, konnte er sich so beschmutzt und unrein fühlen, daß er wiederum anfing, sich zu waschen.

Als Vorletzter hüpfte **Zwerg Scleranthus** herein, der sich gerade in seiner "Himmelhochjauzend" Stimmung befand, was sich aber – zum Teil blitzartig – in eine "Zu-Tode-betrübt"-Stimmung ändern konnte. **Zwerg Scleranthus** schwankte immer zwischen zwei Extremen hin und her. Er fühlte sich nie ausgeglichen und entspannt. Es konnte passieren, daß er morgens, wenn alle das Häuschen verließen, noch schnell zurückeilte, um einen anderen Hut zu holen, weil er sich plötzlich mit dem roten so albern vorkam und er unbedingt einen grünen aufsetzen mußte. Seine Freunde neckten ihn gerne mit dem Namen „Grashüpfer". Aber so wirkte er tatsächlich. Seine vielseitigen Interessen ließen ihn ständig neue Arbeiten beginnen; bis zur Vollendung reichten seine Geduld und Ausdauer aber nie. Zuweilen versuchte er sogar mehrere Ideen gleichzeitig zu verwirklichen, was zur Folge hatte, daß er hektisch, zerstreut und vergeßlich den anderen das Leben schwermachte. Die Versuche der Zwerge,

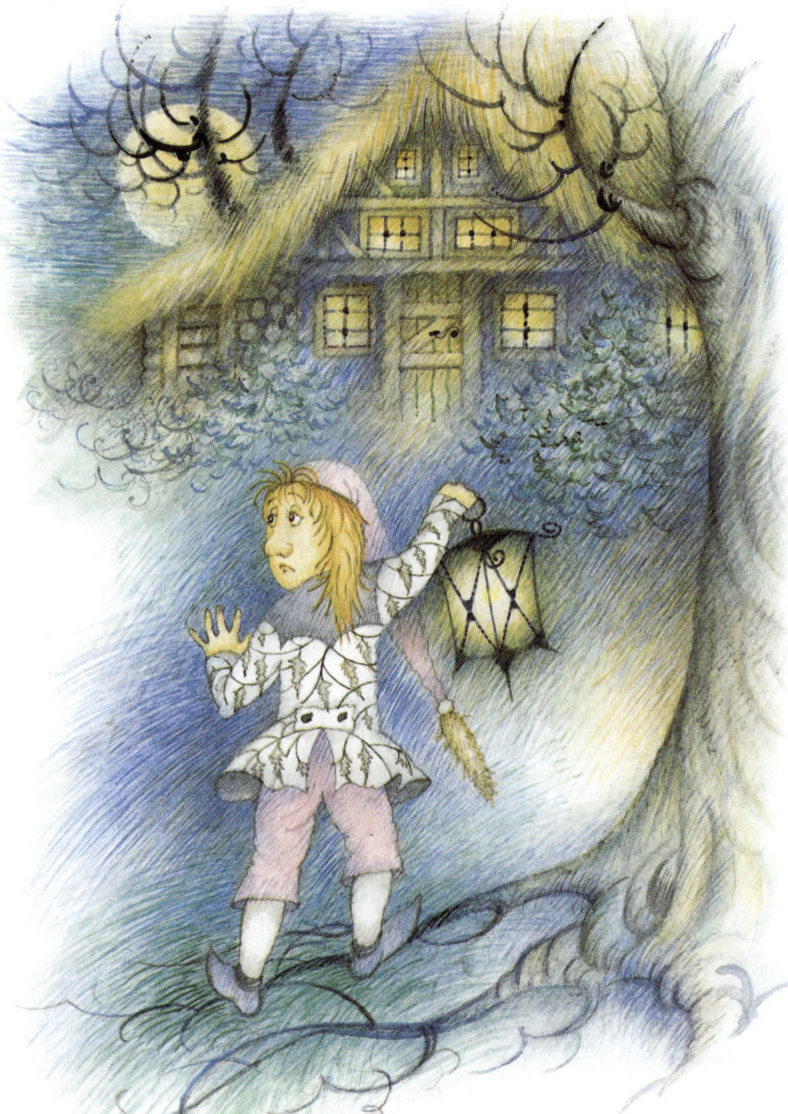

Zwerg Aspen

mit ihm ein Thema ausführlich durchzusprechen, schlugen meist fehl, da eine herumsurrende Fliege, die er dringend hinaustreiben mußte, eine plötzliche Idee, die viel wichtiger war als das Gespräch, oder sein Becher, den er wieder mal zu Boden gestoßen hatte, für das schnelle Ende der Diskussion sorgten.

Zuletzt tappte **Zwerg Wild Oat** herein. Er war ein übermäßig begabter Zwerg mit vielen verschiedenen Talenten. Egal, ob er auf seiner Flöte spielte, ob er eines seiner ausgefallenen Sonntag-Mittag-Desserts kreierte oder ob er sich ständig neue Spiele für die verregneten Wochenenden ausdachte, alles schien ihm mühelos zu gelingen, immer wieder hatte er eine Überraschung für die anderen bereit, denn darin lag sein ganzer Ehrgeiz – er wollte etwas Besonderes leisten, mit ungewöhnlichen Dingen brillieren.
„**Wild Oat** ist unser großer Künstler", stellten die Zwerge mit Stolz fest, doch leider blieben seine wunderbaren Arbeiten zumeist unvollendet, weil er plötzlich eine bessere Möglichkeit sah, sein Können unter Beweis zu stellen. Die Freunde bemerkten dann seine innere Unruhe, seine ewige Suche nach Neuem, die ihn offensichtlich nie zur Ruhe kommen ließ. Im Gegensatz zu **Zwerg Scleranthus**, der schon bei der Entscheidung, welches seiner vielen Vorhaben er anpacken sollte, Probleme hatte, und dadurch kaum etwas zuwege brachte, konnte **Zwerg Wild Oat** seine Kraft, seine Begeisterung und Begabung sehr wohl entfalten; seine großartigen Möglichkeiten führten ihn aber letztendlich doch unaufhaltsam weiter. Den „letzten Schliff" konnte er seinen Werken selten geben.

Während **Zwerg Impatiens** die große Laterne im Haus anzündete, murmelte **Zwerg Aspen,** wie schon so oft an diesem Tag, vor sich hin: „Mir ist so unheimlich zumute." Er zitterte leicht. „Irgend etwas stimmt heute nicht." Sobald es im Häuschen hell wurde, bemerkte **Zwerg Crab Apple** sofort, daß jemand darin gewesen war: Die Löffelchen lagen nicht genauso gerade, wie er sie immer hinlegte, die Becherchen standen nicht exakt an den Stellen, an denen er sie immer hinstellte und eines der Stühlchen stand etwas schief. „Da war jemand!", rief er nervös, „Ich sehe es genau!" Die anderen musterten ihre Plätze und entdeckten erst nach und nach, daß **Zwerg Crab Apple** recht hatte.
Zwerg Cerato rief: „Schaut doch mal, hat da nicht jemand von meinem Teller gegessen? Findet ihr nicht, daß da etwas fehlt?"
Zwerg Agrimony lachte: „Mein Stuhl ist noch warm! Es muß jemand mit

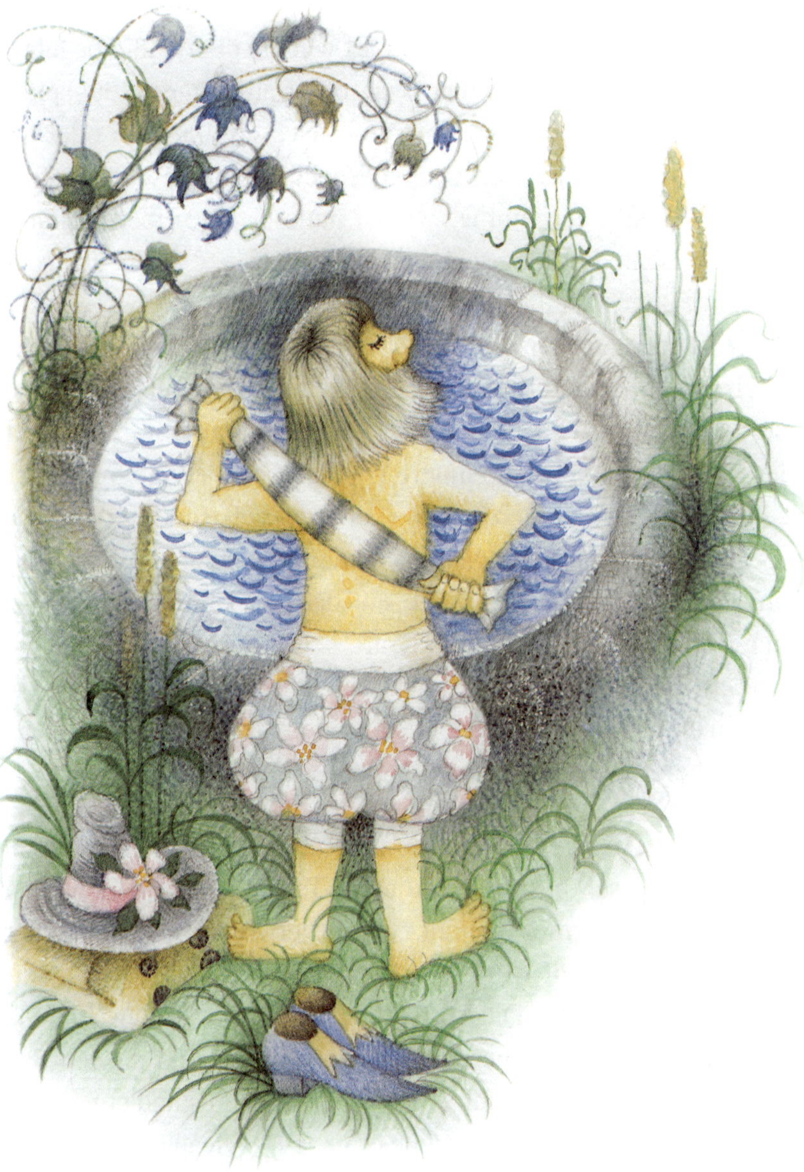

Zwerg Crab Apple

einem heißen Hinterteil sein!“ Typisch **Agrimony**, der ewige Scherzbold! **Zwerg Aspen** betrachtete seinen Platz und fragte leise: „Wer hat von meinem Brot genommen?“ Er war plötzlich so blaß um die Nase und sein Zittern wurde so stark, daß alle befürchteten, er falle gleich in Ohnmacht.
„So ein rabenschwarzer Tag!“ klagte **Zwerg Scleranthus** zutiefst betrübt. „Wer hätte das gedacht, daß zu uns Zwergen so ein wildes Ungeheuer kommt und sich über unsere Sachen hermacht!“ Kaum hatte er ausgesprochen, als er auch schon in Richtung Toilette losrannte und alle wußten, daß er nun wieder mit seinem plötzlich auftretenden Durchfall zu kämpfen hatte.
Da tönte aus dem Schlafraum **Zwerg Impatiens** Stimme: „Wo bleibt ihr denn so lange, seht doch endlich mal unseren Gast an – aber leise!“ Er war wieder einmal allen vorausgeeilt und hatte das friedlich schlummernde **Schneewittchen Centaury** entdeckt.
Beim Anblick des Mädchens verbreitete sich allgemeines Entzücken unter den Zwergen. **Aspen** beruhigte sich und hörte mit dem Zittern auf, **Crab Apple** schauderte bei der Feststellung, daß sie in einem nicht frisch bezogenen Bett lag und **Cerato** fragte ununterbrochen, ob sie nicht wunderschön sei. Aber am begeistertsten war **Zwerg Wild Oat**. Er betrachtete hingerissen das Menschenwesen und flüsterte: “Ich werde sie malen; das schönste Bild, das ich je gemalt habe! Ihr werdet sehen!“ Und schon rannte er los, Staffelei, Pinsel und Farben zu holen. Nachdem sich alle Zwerge an dem Gast sattgesehen hatten, legten sie sich in ihre Bettchen und schliefen gleich ein. Nur **Zwerg Wild Oat** malte die ganze Nacht mit vor Eifer rotglühenden Wangen.
Als im Morgengrauen des nächsten Tages die Zwerge erwachten, sahen sie **Zwerg Wild Oat** vor einem wunderschönen, noch nicht ganz vollendeten Portrait, zusammengerollt auf dem Fußboden liegend, schlafen. **Zwerg Crab Apple** betrachtete die vielen Farbtupfer auf **Wild Oats** Kleidung und stöhnte: „Wie soll das jemals wieder sauber werden?“ **Zwerg Scleranthus** bewunderte das Bild zutiefst. Auch er hatte die Idee, **Schneewittchen Centaury** zu malen oder zu zeichnen, konnte sich aber nicht recht entscheiden, was er tun sollte. Aber beim Anblick von **Wild Oats** hervorragendem Portrait vergaß er sein Vorhaben ganz schnell; jedoch kam ihm bereits eine neue Idee: „Ich schreibe ein Gedicht!“
Er fuhr herum, rannte los, um Papier zu holen, blieb mit seinem Pantoffel an einem Staffeleibein hängen und mit lautem Gepolter stürzte er mitsamt der Staffelei zu Boden.

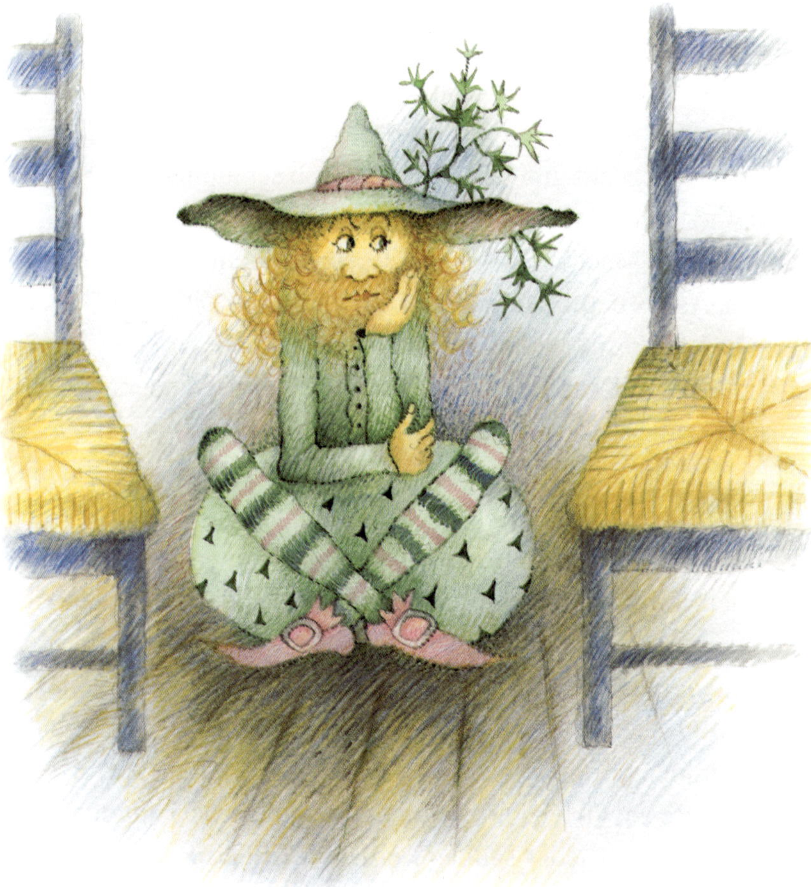

Zwerg Scleranthus

Erschrocken fuhr **Schnewittchen Centaury** hoch. Nach ihrem schier endlos langen Erschöpfungsschlaf wußte sie im Moment überhaupt nicht mehr, wo sie sich befand und starrte die Wichte ängstlich an. „Entschuldige die unsanfte Art des Weckens. Normalerweise sind wir Zwerge nicht so unhöflich zu unseren Gästen. Aber unserem Freund **Scleranthus** ist ein kleines Mißgeschick passiert. Bitte habe keine Angst. Ich bin übrigens **Zwerg Agrimony.**“ Er verneigte sich so tief, daß sein Hutsträußchen auf dem Boden aufschlug. Bei dieser komischen Vorführung mußte **Schneewittchen Centaury** lachen und ihre Furcht war augenblicklich verschwunden.

Nun befragten die Zwerge **Schneewittchen Centaury**, wer sie sei, wie sie zu ihnen in den tiefen Wald gekommen war. Sie erzählte von ihrer Wanderung mit **Jäger White Chestnut**, der ihr völlig verändert vorkam und ihr dann die schreckliche Wahrheit offenbarte. Sie schilderte ihre Angst, als sie so alleine im Wald saß und plötzlich ein liebevolles Reh auftauchte und sie zum Zwergenhäuschen führte. Alle Zwerge hörten aufmerksam zu und sie bemerkten, daß **Zwerg Aspen** wieder anfing zu zittern. „Ich habe es gestern gefühlt, den ganzen Tag, daß etwas Furchtbares geschehen sollte, ja etwas ganz Furchtbares...“

„Ach **Aspen**, du wirst uns doch nicht erzählen wollen, daß es etwas ganz Furchtbares ist, wenn das Reh ein so edles Menschenkind zu uns bringt!“

Zwerg Agrimony war es gelungen, die etwas unheimliche Stimmung, die durch **Schneewittchen Centaurys** Erzählung entstanden war, wieder aufzuheitern und **Zwerg Scleranthus** stimmte **Agrimony** zu: „Ich finde es wunderbar, daß **Schneewittchen Centaury** jetzt hier bei uns ist! Wir sollten unserem Gast nun das prächtige Gemälde von **Wild Oat** zeigen, das er heute Nacht angefertigt hat!“

Alle drehten sich zu **Zwerg Wild Oat** um und sahen erst jetzt, daß er immer noch am Boden lag und inmitten seiner Farbtöpfe schlief. **Zwerg Crab Apple** und **Zwerg Scleranthus** hatten die Staffelei mit dem Portrait inzwischen wieder aufgestellt. „Was für ein wunderbares Bild! Ist es nicht herrlich? Was sagt ihr dazu?“, rief **Zwerg Cerato**, „Wie schade, daß es noch nicht fertig ist! Oder ist es fertig? Was meint Ihr?“ Es blieb jedoch keine Zeit mehr, um **Zwerg Ceratos** Fragen zu beantworten, denn **Zwerg Impatiens** rief ungeduldig zum Frühstück:

„Wollt ihr Trödler unseren Gast wohl verhungern lassen? Man könnte denken, es gibt nur noch Faulpelze unter den Zwergen!“ Die Wichtel erzählten während des Frühstücks **Schneewittchen Centaury** von ihrer Arbeit im Berg-

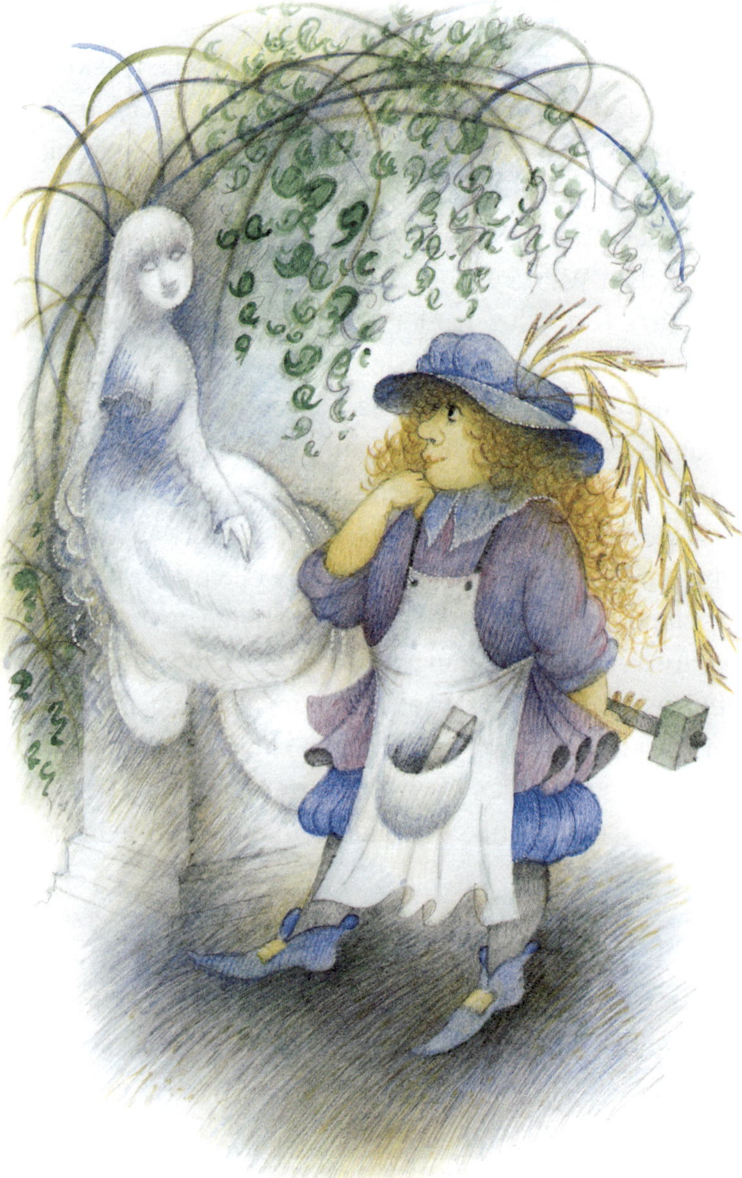

Zwerg Wild Oat

werk und **Zwerg Crab Apple** hielt dem Mädchen einen Vortrag über die Art und Weise, wie er den herrlichen Kräutertee zubereitete. Er betonte auch, daß der Löffel, den er für sie gedeckt hatte, noch ganz neu und von niemandem benutzt worden war. Dann fragte er, ob sie kochen könnte. Sofort riefen alle durcheinander, wie herrlich es wäre, wenn **Schneewittchen Centaury** hierbliebe und vielleicht sogar etwas Feines kochen würde bis sie wieder vom Bergwerk zurückkämen. **Schneewittchen Centaury** war etwas erschrocken über den Vorschlag der Zwerge, denn Kochen hatte sie natürlich nie gelernt. Sie hatte allerdings der **Köchin Elm** oft aus Langeweile in der Küche bei der Arbeit zugesehen. Nun wollte sie die liebenswerten Zwerge nicht enttäuschen und sagte gutmütig zu.
Fröhlich singend stapften die Wichtel an diesem Tag los. Auch **Zwerg Wild Oat** war endlich auf die Beine gekommen und hastete – noch ein Stück Brot kauend, seine Jacke zuknöpfend, und wie immer unzufrieden – hinterher.

Schneewittchen Centaury blieb bei den kleinen Gesellen, bemühte sich nach allen Kräften, eine gute Köchin zu werden und den sieben Zwergen eine hilfreiche Hausfrau zu sein. Ihre zuverlässige Reinlichkeit führte sogar dazu, daß ihr **Zwerg Crab Apple** immer öfter das Waschen des Gemüses überließ! **Zwerg Impatiens** zeigte seine Zuneigung, indem er ihr oft das Spülen des Geschirrs abnahm. Ihm kam es so vor, als ginge ihr die Arbeit nur schwer von der Hand. Jedesmal, wenn alle von der Arbeit nach Hause kamen, rief **Zwerg Agrimony**: „Welch Glanz in unserer bescheidenen Hütte bist du, liebes **Schneewittchen Centaury**!“ Dann warf er sich ihr zu Füßen und beteuerte seine uneingeschränkte Ergebenheit. Seine Vorführung war jeden Tag aufs Neue so witzig, daß alle herzlich lachen mußten. **Zwerg Cerato** hatte sich eine kleine Überraschung für **Schneewittchen Centaury** ausgedacht. Er vergoldete getrocknete Eicheln und Bucheckern und fertigte daraus Schmuck für ihr Haar. „Schaut doch mal alle her, was ich gebastelt habe! Was sagt ihr dazu? Gefällt es euch? Sollte ich vielleicht noch mehr Eicheln nehmen? Was meint ihr? Oder noch mehr Bucheckern? Aber dann wird es wohl zu groß oder?“ Während die Zwerge die Bastelei betrachteten, rief **Zwerg Impatiens** ungeduldig: „Es sieht sehr gut aus. Laß es so und gib endlich Ruhe!“ **Cerato** ließ sich überzeugen, denn schließlich war **Impatiens** eine durch und durch praktische Natur und konnte so viel. **Schneewittchen Centaury** freute sich sehr über das Geschenk und steckte sich den Schmuck gleich an. Wie hübsch die goldenen Früchte in ih-

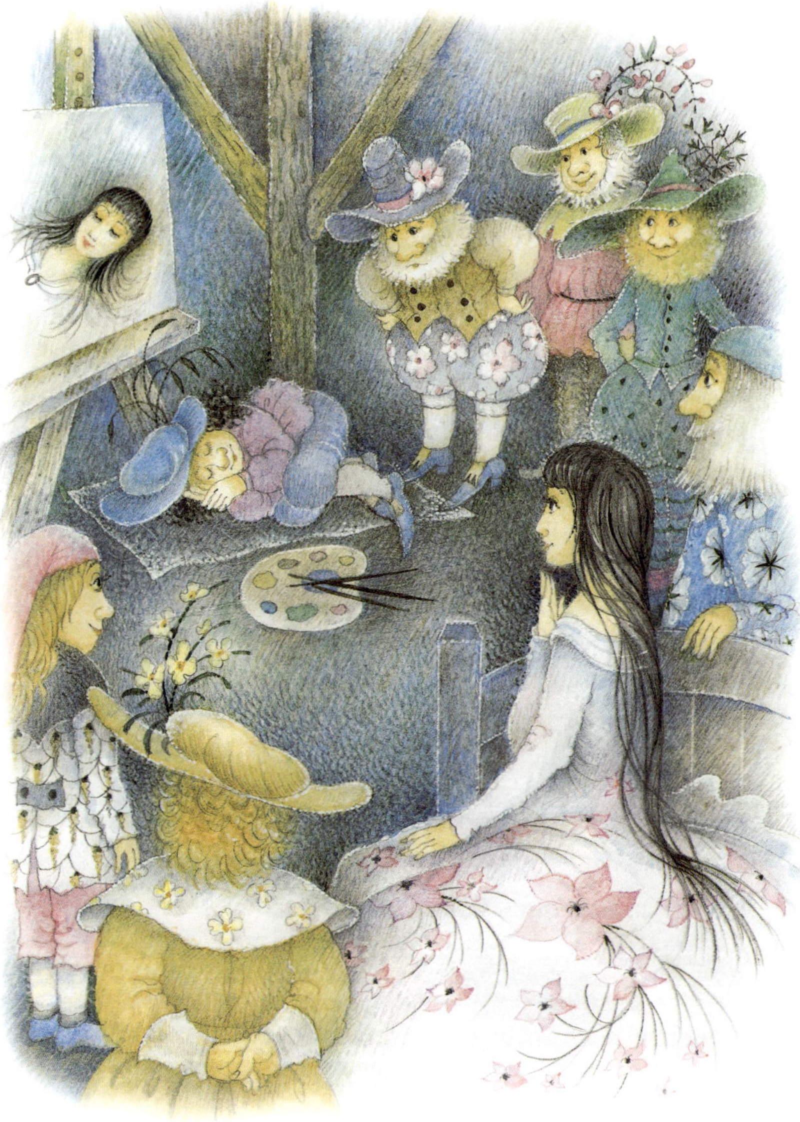

Schneewittchen Centaury und die 7 Zwerge

rem schwarzen Haar leuchteten! Aber **Cerato** erkannte nun, daß der Haarschmuck doch ein wenig klein ausgefallen war und er ärgerte sich über sein eigenes Verhalten: „Hätte ich doch nur auf mich selbst gehört! Ich hätte doch ein paar Bucheckern mehr nehmen sollen! Warum tue ich immer das, was mir andere sagen?“

Zwerg Aspen nahm das Mädchen oft bei der Hand und strahlte es liebevoll an. „Ich bitte dich inständig, nimm dich vor fremden Menschen in Acht und vor allem vor der gehässigen Stiefmutter!“ „Ja, ich verspreche es dir,“ antwortete **Schneewittchen Centaury** und drückte sachte sein kleines, leicht zitterndes Händchen.

Zwerg Scleranthus fand indes keine Ruhe zum Arbeiten. Das Dichten fiel ihm schwerer, als er vermutet hatte, seine Geduld damit war bald zu Ende. Da hörte er **Zwerg Impatiens** von einer Blumenzucht sprechen. **Impatiens** erklärte **Zwerg Crab Apple,** daß er vor dem Haus ein Blumenbeet anlegen wolle und dort lauter rosarote und weiße Blumen für **Schneewittchen Centaury** erblühen sollen. „Das ist eine großartige Idee, **Impatiens**!“ rief **Scleranthus** begeistert. „Da mache ich mit, ich werde auch ein Beet anlegen und himmelblaue Blümchen züchten! **Impatiens** und **Crab Apple** kamen nicht mehr zu Wort. In seiner Begeisterung hüpfte **Scleranthus** hin und her: „Vielleicht sollte ich doch lieber rote und gelbe Blumen anpflanzen? Na ja, das kann ich mir ja noch überlegen. Komm mit **Impatiens**, sehen wir uns gleich mal die Stellen an, wo wir die Beete anlegen!“ **Zwerg Impatiens** zuckte die Schulter und murmelte „Dieser verrückte Zwerg muß mit einem Grashüpfer verwandt sein. Eben war er doch noch ganz friedlich in der Ecke gesessen und jetzt springt er herum wie von der Tarantel gestochen!“ Als er zur Türe hinaus ging hörte er noch **Zwerg Crab Apple** rufen: „Macht euch ja nicht schmutzig, die Erde ist noch naß vom Regen! Und putzt euch die Schuhe ordentlich ab, bevor ihr reinkommt!“

Als später alle am sorgfältig gedeckten Tisch saßen und **Schneewittchen-Centaury** eine herrlich duftende Suppe in die Tellerchen schöpfte, erzählte **Zwerg Agrimony** einen Witz nach dem anderen. **Zwerg Impatiens** konnte sich vor Lachen nicht mehr halten und stieß so unglücklich an seinen bereits gefüllten Teller, daß sich der dampfende Inhalt über das schneeweiße Tischtuch ergoß und direkt auf **Zwerg Crab Apples** Hose tropfte. Dieser gab einen entsetzten Schrei von sich, denn er hatte sich wie immer eine saubere Hose angezogen, bevor er sich an den Eßtisch setzte und **Zwerg Cerato** rief ner-

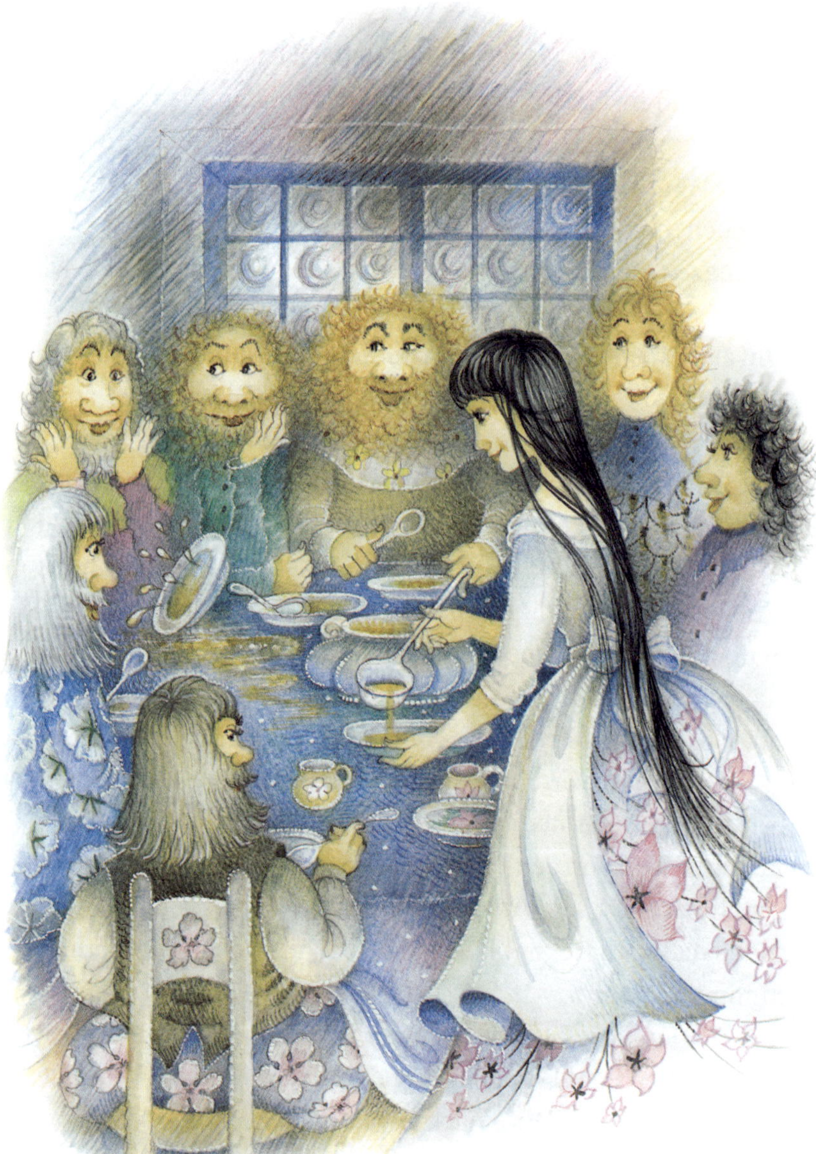

Schneewittchen Centaury gießt die Suppe ein.

vös: „Schnell, wir müssen ihm helfen! Soll ich einen Lappen holen?" ZWERG IMPATIENS war schon längst aufgesprungen und wischte flink die Suppe vom Tisch. SCHNEEWITTCHEN CENTAURY tröstete den verzweifelten CRAB APPLE und versprach ihm, daß er die Hose gewaschen und gebügelt am nächsten Abend vorfinden werde. ZWERG AGRIMONY ärgerte sich über das übermäßige Getue von CRAB APPLE, ließ sich aber nichts anmerken, sondern lachte lauthals über die Bescherung.

Während SCHNEEWITTCHEN-CENTAURY erneut den Teller füllte, schlug ZWERG ASPEN WILD OAT vor, nach dem Essen sein neues Lied vorzuspielen, das er gestern nebenbei, ohne daß es jemand bemerkte, komponiert hatte. „Woher weißt du das?", fragte WILD OAT erstaunt. ASPEN antwortete: „Ich bin gestern als erster ins Bett gegangen und öffnete noch ein Fenster. Da hörte ich dich draußen auf deiner Flöte spielen. Es war eine wunderschöne Melodie, die ich von dir noch nie gehört habe." „Ach was!" entgegnete WILD OAT, „So gut war das auch wieder nicht, ich will das nicht vorspielen." Jetzt waren aber alle Zwerge neugierig geworden und bestanden darauf, daß er spielte: „Bitte spiele es für uns!" „Ach bitte, spiele doch!" „Also gut", brummte WILD-OAT mißmutig, „wenn ihr unbedingt wollt!" Alle freuten sich nun und setzten sich erwartungsvoll nieder. ZWERG IMPATIENS wippte nervös mit seinem Stühlchen hin und her: „Los, zier dich nicht so! Nun fang doch endlich an!" ZWERG ASPEN strahlte glücklich. Er konnte immer ganz ruhig schlafen wenn WILD OAT abends spielte. Seine Ängste waren dann wie weggeblasen!
ZWERG SCLERANTHUS war mit seinen Gedanken bei seinen Blumen und freute sich auf den nächsten Morgen. Er wollte mit IMPATIENS eine Stunde früher aufstehen, um noch die Blumenbeete anlegen zu können. Punkt sechs Uhr weckte IMPATIENS SCLERANTHUS, was nicht leicht war. Endlich rieb sich der schläfrige Zwerg die Augen und brummelte „Ich soll jetzt aufstehen? Wegen Blumen? Ich finde das ganze idiotisch." Es dauerte noch ein Weilchen, bis er widerwillig aus seinem Bettchen kroch und zu IMPATIENS schlürfte, der draußen schon eifrig mit dem Spaten herumhantierte. Gähnend und lustlos setzte sich ZWERG SCLERANTHUS auf die Hausbank und machte ein Gesicht wie „Drei Tage Regenwetter". „Beeile dich", ermahnte ihn ZWERG IMPATIENS, „die Stunde ist gleich um!" „Ich finde Blumenzüchten langweilig. Jeden Tag soll ich jetzt gießen und Unkraut jäten; das ist wohl nichts für mich.", stellte SCLERANTHUS fest. „Es hätte mich ja auch gewundert, wenn du dich einmal an deine Ent-

scheidung gehalten hättest!", keuchte **Impatiens**, der schon beinahe das ganze Beet umgegraben hatte. Pünktlich zum Frühstück war er im Garten fertig und verschlang nun hungrig seine Morgengrütze.
Gegen acht Uhr verließen die Zwerge das Häuschen, **Scleranthus** immer noch sehr betrübt, **Impatiens** dagegen in quirliger Hochform. **Zwerg Aspen** ermahnte **Schneewittchen Centaury** nochmal eindringlichst, sich vor ihrer Stiefmutter zu hüten. Er wußte nur zu gut, daß sie übermäßig auf die Wünsche anderer reagierte und nicht nein sagen konnte. Am liebsten wäre er Tag und Nacht bei ihr geblieben. Alle winkten und riefen ihr zu, daß sie ja niemanden ins Haus einlassen sollte.

Inzwischen hatte **Jäger White Chestnut** der Königin das Wildschweinherz als Beweis für **Schneewittchen Centaurys** Tod gebracht. **Königin Holly** war vorerst beruhigt, aber ihre Zufriedenheit dauerte nicht lange an. Wieder setzte sie sich vor ihren Spiegel und fragte: „Spieglein, Spieglein an der Wand, wer ist die Schönste im ganzen Land?", worauf der Spiegel antwortete: „Frau Königin, Ihr seid die Schönste hier, aber **Schneewittchen Centaury** hinter den Bergen, bei den sieben Zwergen, ist noch tausendmal schöner als Ihr!" Wie erschrak sie über diese harten Worte. Sie wußte, daß der Spiegel die Wahrheit sprach und daß der Jäger sie betrogen hatte. **Schneewittchen Centaury** lebte! Sie war hintergangen worden! In ihrer Wut packte sie die Blumenvase, die neben dem Spiegel stand und schmetterte sie gegen die Wand. „Diesen nichtsnutzigen Jäger werde ich schon noch erwischen, das soll er mir büßen!" kreischte sie. In vielen schlaflosen Nächten und an vielen freudlosen Tagen sann **Königin Holly** aufs neue, wie sie das Mädchen loswerden konnte.
Eines Tages hatte sie plötzlich eine Idee: Sie kleidete sich wie eine Krämerin und färbte ihr Gesicht, sodaß sie keiner mehr erkennen konnte. In dieser Gestalt machte sie sich auf den Weg zu den Zwergen hinter den Bergen.
Als sie vor dem Häuschen stand rief sie mit verstellter Stimme: „Schöne Ware feil! Gute Ware, schöne Ware!" **Schneewittchen Centaury** schaute zum Fenster heraus und sagte: "Guten Tag, liebe Frau! Was habt ihr denn zu verkaufen?" „Wunderschöne bunte Seidenbänder zum Schnüren des Mieders! Ich zeig sie dir!". Die Krämerin öffnete ihre Tasche und holte Bänder in allen Farben hervor. „Ach, sind die schön!" rief **Schneewittchen Centaury** voll Entzücken. In ihrer Begeisterung öffnete sie der Frau die Tür. „Liebes Kind", krächzte die falsche Händlerin, "such dir welche aus, dann will ich dir auch

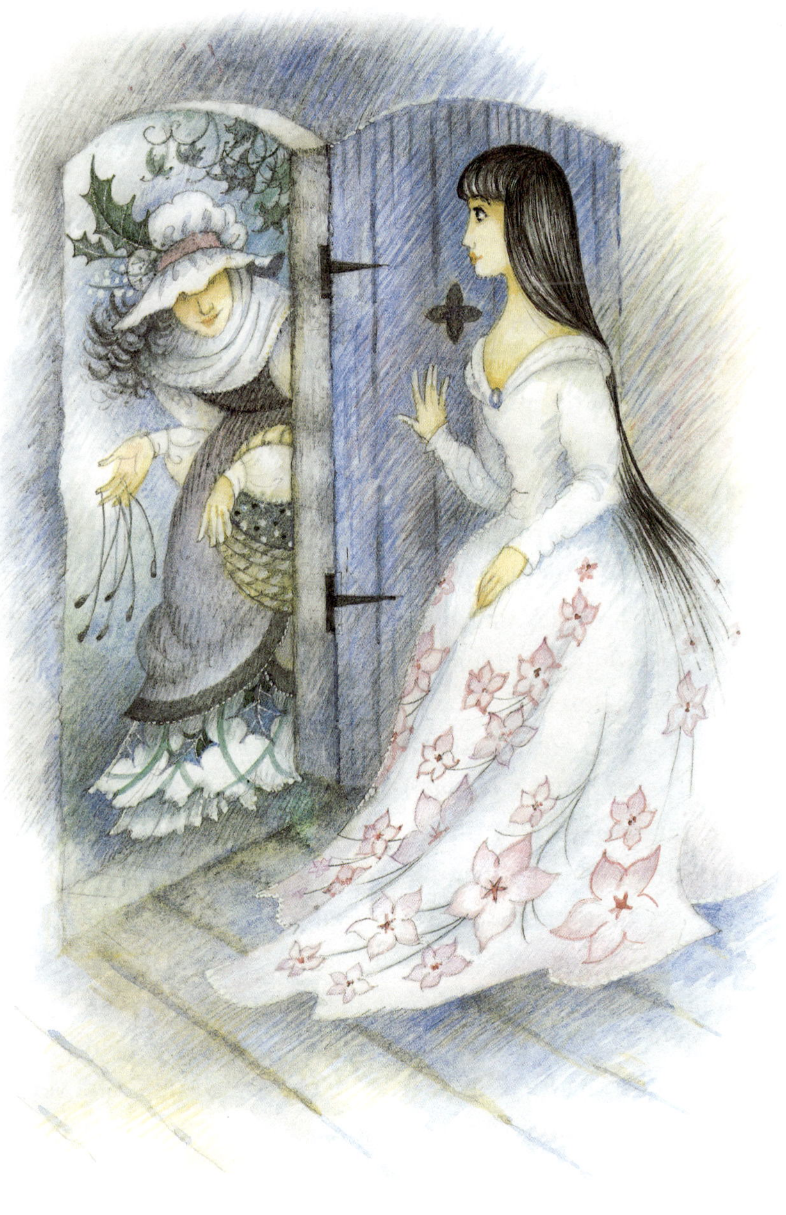

gleich beim Schnüren helfen!“ **Schneewittchen Centaury** konnte das Angebot der freundlichen Frau nicht abschlagen, bedankte sich für ihre Hilfsbereitschaft und suchte sich einige Bänder aus. „Nun zeige ich dir, wie schön es aussieht, wenn man richtig schnürt“, sprach **Königin Holly** und fädelte die Bänder ein. Dann zog sie so fest zu, daß dem Mädchen die Luft wegblieb und es wie tot zu Boden fiel. „So, nun bist du die Schönste gewesen!“ höhnte **Königin Holly** und eilte davon.

Zwerg Aspen war an diesem Tag kaum zur Arbeit im Bergwerk fähig, so unruhig und zittrig war er. Er fühlte sich so elend, daß die anderen Zwerge beschlossen, früher als gewöhnlich zum Häuschen zurückzukehren. Als sie eintraten und ihr **Schneewittchen Centaury** reglos am Boden liegen sahen, befiel sie ein lähmendes Entsetzen. „Du lieber Himmel, schnell, wir müssen ihr helfen! Was sollen wir bloß tun?“ rief **Zwerg Cerato** „Wir bringen sie in ihr Bett. Alle müssen mit anpacken!“ ordnete **Zwerg Impatiens** an. „Seht doch mal her, was ist denn das? Hatte sie die Schnüre schon immer?“, fragte **Cerato**. „Nein, natürlich nicht!“, rief **Zwerg Crab Apple** aufgeregt – die sind neu! Schaut doch nur, wie eng sie geschnürt ist!“ **Zwerg Impatiens** ergriff blitzschnell das Küchenmesser und ehe die anderen begriffen, was er vorhatte, schnitt er auch schon die Seidenschnüre durch. Nun schleppten die Zwerge das Mädchen in ihr Bett und es begann ein wenig zu atmen. Da fiel allen ein Stein vom Herzen und vor Freude sangen und tanzten sie um ihr Bett herum: „Unser **Schneewittchen Centaury** lebt, hurra, sie lebt!“ Dann überlegte sich jeder, was er für **Schneewittchen Centaury** tun könnte: **Zwerg Impatiens** flitzte in den Garten, um Pfefferminze zu pflücken. **Zwerg Crab Apple** setzte den Wasserkessel auf und überprüfte die Sauberkeit der Teekanne und **Zwerg Cerato** fragte: „Soll ich die Zubereitung des Abendessens übernehmen? Ich kenne nämlich ihr Lieblingsgericht – Palatschinken mit Beerenmus!“ „Ach, dummes Zeug!“ rief **Crab Apple**, “Gemüsesuppe ist ihre Leibspeise. Außerdem ist das auch viel nahrhafter.“ **Zwerg Cerato** war nun total verunsichert. „Was soll ich jetzt bloß kochen?“ Er holte das Kochbuch, um nachzusehen, ob er beide Rezepte noch richtig im Kopf hatte. **Zwerg Aspen** hatte seine kleine Nachttischlaterne an **Schneewittchen Centaurys** Bett gebracht, zart ihre Hand gedrückt und als er in die Küche zurückkam, meinte er: „Ich weiß, lieber **Cerato**, daß ihr Herz für Palatschinken mit Beerenmus schlägt.“ „Das trifft sich gut“, rief **Zwerg Impatiens**, der gerade mit den Pfefferminzblättern hereingekommen war, „ich habe auf dem Heimweg schnell ein paar Himbeeren gepflückt. Sie fangen an, reif zu werden!“ Er leerte seine prallvollen Hosentaschen aus und **Crab Apple** traf schier der Schlag beim Anblick der roten Ränder, die nun **Zwerg Impatiens** Hose zierten. Er schimpfte ordentlich und als Abschluß seiner Kanonade betonte er nochmals, daß eine Gemüsesuppe aber kräftiger und darum das richtige für **Schneewittchen Centaury** sei. **Zwerg Cerato** stand immer noch ratlos da und wußte nicht, was er jetzt kochen sollte.

Schneewittchen Centaury atmete endlich wieder tief durch und schlug die Augen auf. Überglücklich versammelten sich alle um ihr Bett und sie fing an zu berichten, was vorgefallen war. Die Zwerge erkannten sofort, daß nur die bösartige Stiefmutter die alte Krämerin gewesen sein konnte. „Nimm dich in acht und lasse ja nie wieder jemanden herein, wenn wir nicht zu Hause sind!“, beschworen sie **Schneewittchen Centaury**. **Impatiens** fragte das Mädchen, ob es nicht hungrig wäre und ob es vielleicht Palatschinken mit Himbeeren essen möchte. „Oh wie lieb und aufmerksam ihr doch seid, ihr wißt genau, daß das meine Lieblingsspeise ist!“, freute sie sich. **Zwerg Cerato** ärgerte sich, daß er sich wieder von der Meinung eines anderen hatte beeinflussen lassen. „Hätte ich auf mich gehört und gleich mit den Palatschinken angefangen, so wären sie jetzt bereits fertig. Ich habe doch gewußt, daß sie das gerne ißt!“

Königin Holly war indes zufrieden ins Schloß zurückgekehrt und befragte ihren Zauberspiegel erneut, um die Bestätigung zu erhalten, ohne die sie nicht leben konnte. „Spieglein, Spieglein an der Wand, wer ist die Schönste im ganzen Land?“ Die Antwort des Spiegels war: „Frau Königin, Ihr seid die Schönste hier, aber Schneewittchen über den Bergen, bei den sieben Zwergen, ist noch tausendmal schöner als Ihr.“ Die Königin konnte es nicht fassen, daß ihr Vorhaben wieder gescheitert war! Ihr wurde übel. Wütend schalt sie sich selbst, daß sie **Schneewittchen Centaury** nicht fest genug geschnürt hatte. Dieses Versagen machte **Königin Holly** sehr zu schaffen und sie fühlte sich einige Tage elend. Trotzdem gab es für sie aber nur noch einen einzigen Gedanken: „Wie werde ich das Mädchen los?“. Sie beschloß, die alte Hexe vom Zauberberg um Hilfe zu bitten. Diese gab ihr einen vergifteten Kamm. **Königin Holly** verkleidete sich erneut so sorgfältig, daß ein Erkennen unmöglich war und

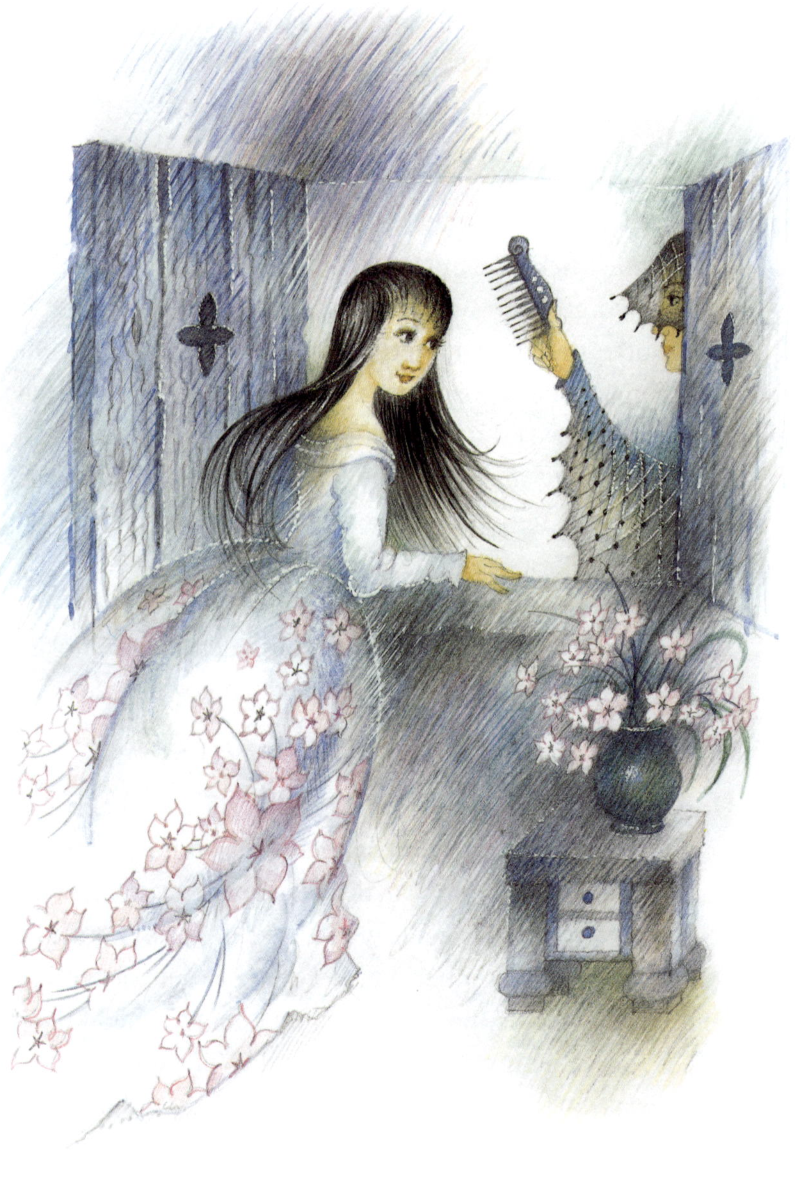

machte sich wieder auf den Weg. Als sie angekommen war, rief sie: „Schönen Schmuck für schöne Frauen!"
Schneewittchen Centaury öffnete das Fenster: „Geh weiter, liebe Frau, ich darf niemanden hereinlassen!" „Aber du kannst dir doch die Ware ansehen, ich zeige sie dir" antwortete die Krämerin freundlich, öffnete ihre Tasche und hob den hübschen Kamm in die Höhe. „Sieh nur diesen prachtvollen Kamm! Ist er nicht wie geschaffen für dich?" **Schneewittchen Centaury** gefiel der Kamm außergewöhnlich gut. Sie dachte bei sich: "Es kann ja nichts passieren, wenn ich den Kamm am Fenster kaufe und so die Alte nicht hereinlassen muß. Ja, so ist mein Handeln wohl in Ordnung!"
„Bring einen Spiegel, liebes Kind, ich will dir zeigen, wie man den Kamm am schönsten steckt!", säuselte die falsche Krämerin. Das wollte das Mädchen gerne tun und sie freute sich schon auf die Gesichter der Zwerge, wenn sie heute so hübsch aussehen würde. Sie streckte ihren Kopf aus dem Fenster, daß die Alte die Haarpracht hochstecken konnte. Sobald der Kamm aber fest ins Haar gedrückt wurde, fing das Gift an zu wirken und **Schneewittchen Centaury** fiel bewußtlos zu Boden. „Diesem Ausbund an Schönheit werde ich doch wohl noch beikommen! Diesmal ist es um dich geschehen!", frohlockte **Königin Holly** und eilte davon.

An diesem Tag mußte **Zwerg Aspen** seine Arbeit oft unterbrechen und sich hinsetzen, denn ihm war andauernd schwindelig und er zitterte am ganzen Leib. Er hatte in der Nacht kaum Ruhe gefunden; immer wieder hatten ihn erschreckende Träume aus dem Schlaf geholt. Die Zwerge sorgten sich um **Aspen** und beendeten die Arbeit wieder früher als gewöhnlich, um ihn nach Hause zu bringen. Wie entsetzt waren sie, als sie **Schneewittchen Centaury** erneut leblos am Boden liegen sahen! Sofort untersuchten sie das Mädchen, um den Grund ihrer Ohnmacht zu finden und bald bemerkten sie den fremden Kamm in ihrem Haar. **Zwerg Crab Apple** nahm ihn heraus und warf ihn in das Herdfeuer, dann schleppten sie **Schneewittchen Centaury** in ihr Bett. **Zwerg Aspen** setzte sich neben sie und strich ihr immer wieder über das Haar. **Zwerg Impatiens** schickte **Crab Apple** und **Agrimony** in den Wald, um Kräuter für eine kräftigende Kräutermilch zu sammeln und er begann mit **Zwerg Wild Oat,** Brot zu backen.
Zwerg Cerato zog sich mit seinen vergoldeten Eicheln und Bucheckern traurig in eine Ecke zurück und bastelte wieder an dem Haarschmuck. Diesmal ge-

staltete er ihn so, wie er es sich ursprünglich vorgestellt hatte. „Wenn mein Haarschmuck schöner gewesen wäre, hätte sie den Kamm vielleicht nicht gekauft! Warum habe ich bloß auf **IMPATIENS** gehört?“, jammerte er.

ZWERG SCLERANTHUS kam nun doch zu der Überzeugung, daß er Blumen züchten wolle, um **SCHNEEWITTCHEN CENTAURY** eine große Freude machen zu können. Sogleich lief er, ohne es den anderen zu sagen, in den Garten und begann sein Werk.

SCHNEEWITTCHEN CENTAURY erwachte langsam, während ihr **ZWERG ASPEN** noch immer das Haar streichelte. Als sie endlich ihre Augen aufschlug, versammelten sich die Zwerge um ihr Bett und waren überglücklich. Sie erzählte weinend, daß sie die fremde Frau, die so überaus freundlich war, nicht ins Haus gelassen, sondern nur das Fenster geöffnet hatte. Sie bereute bitter, daß sie sich zu dem Kauf des Kammes überreden ließ. „Ich konnte wieder nicht “nein“ sagen. Die Frau war so lieb und der Kamm so wunderschön!“ Sie versprach den Zwergen, daß sie sich nun wirklich in Acht nehmen und niemandem mehr trauen wolle.

ZWERG AGRIMONY reichte **SCHNEEWITTCHEN CENTAURY** nun das frische Brot und die Kräutermilch. Plötzlich polterte **ZWERG CRAB APPLE** los: „**SCLERANTHUS**! Wie siehst du denn aus! Das darf doch nicht wahr sein! Deine Kleidung! Deine Finger! Wo warst du bloß!“ „Ach“, stammelte **SCLERANTHUS** und betrachtete seine Hände, „Ich habe doch noch ein Blumenbeet angelegt!“ „Typisch! Erst ja, dann nein und jetzt wieder ja! Bin neugierig, wann er den Samen wieder ausbuddelt!“, murmelte **ZWERG IMPATIENS**.

„Liebe Freunde“, begann **ZWERG AGRIMONY** beinahe feierlich, „ich denke, ich habe eine wunderbare Idee. Ist das Leben unseres **SCHNEEWITTCHEN CENTAURY** nicht ein großes Fest wert?“ „Oh, ja!“ riefen alle, „Ja, das ist eine herrliche Idee!“ „Ich dachte, daß wir unsere Freunde aus dem Tierreich dazu einladen könnten“, führte **AGRIMONY** seinen Plan weiter aus. Alle riefen nun durcheinander, wie toll das Fest sein werde und **ZWERG ASPEN** fragte **SCHNEEWITTCHEN CENTAURY**, ob sie sich auch auf das Fest freue. „Soviel Aufwand wegen mir – das ist doch nicht nötig!“ meinte sie schüchtern. “Aber natürlich ist das nötig, weil wir alle so froh und glücklich sind!“, rief **ZWERG AGRIMONY**, worauf er aus der Speisekammer eine Flasche Blaubeerwein holte, um mit einem Gläschen den Plan zu begießen. **ZWERG IMPATIENS** flitzte nach draußen, um bald darauf mit einem Sträußchen Waldtrespen zu erscheinen. Er schmückte damit **SCHNEEWITTCHEN CENTAURYS** Nachttisch und wunderte sich, daß **WILD OAT** sich für die Gräser zu interessieren schien. Er fragte nämlich, wo er die gefunden hätte: „Diese Pflanzen sind mir noch nie aufgefallen. Sie sind so fein und grazil, sieh nur!“ Er konnte sich an den Waldtrespen gar nicht satt sehen, so angetan war er von dem Liebreiz der Gräser und als er später von den anderen gebeten wurde, zum Ausklang dieses ereignisreichen Tages etwas auf seiner Flöte zu spielen, klang das so wunderbar, wie noch nie zuvor. Aber nur **Zwerg Aspen** bemerkte **Wild Oats** verträumten Blick auf die Gräser und die besondere Feinheit seiner Musik. Lange noch dachte er nach, was es damit auf sich hatte. Die Atmosphäre war irgendwie anders als sonst und obwohl er etwas Herzklopfen verspürte, fühlte er doch eine gute Schwingung im Raum. Am nächsten Morgen erzählte er **Wild Oat** auf dem Weg ins Bergwerk von seinen Empfindungen. **Zwerg Wild Oat** seufzte tief: „Ja, ich konnte gestern sehr tief in die Musik hineinfühlen und war seit langer Zeit wieder einmal zufrieden. Weißt du, ich bin immer unzufrieden mit mir, weil ich nicht weiß, was ich tun soll. Ich arbeite bestimmt gerne im Bergwerk, aber es füllt mich nicht aus; ich finde darin keinen Sinn. Das Musizieren liegt mir sehr und erfreut mich auch, aber dann habe ich wieder das Bedürfnis zu malen oder an einer Statue zu arbeiten. Alles finde ich wichtig, alles wird auch sehr schön und trotzdem finde ich nicht zu meiner wahren Bestimmung. Mein Zwergendasein muß doch irgendeine Lebensaufgabe beinhalten! Etwas, das ich voll und ganz akzeptieren kann! Aber immer wieder wird mir das Schaffen langweilig, und ich fange deshalb wieder etwas Neues an.“ **Zwerg Aspen** hatte aufmerksam zugehört und meinte: „Ja, du hast viele Talente und viele Möglichkeiten. Aber am allerschönsten ist für mich deine Musik, so, wie ich sie gestern erlebt habe.“ **Wild Oat** nickte: „Ich habe jetzt auch richtig Lust, die Musik für unser Fest zu komponieren!“

Drei Tage lang herrschte geschäftiges Treiben. **Zwerg Agrimony** war in seinem Element. Mit Feuereifer plante er den Ablauf des Festes. **Aspen**, **Cerato**, **Crab Apple** waren für die Küche eingeteilt. **Agrimony** hatte ständig Ärger mit **Zwerg Crab Apple,** weil dieser jedesmal einen Tobsuchtsanfall bekam, wenn **Agrimony** alles, was gebacken und gekocht wurde, mit seinen ungewaschenen Fingern probierte. Nach seinen Schimpfkanonaden überfielen **Crab Apple** Gewissensbisse. Wütend zu werden und womöglich noch schmutzige Wörter zu benutzen, fand er äußerst unmoralisch und mindestens genauso übel, wie unsaubere Wäsche. Schweigend und voller Scham spülte er nun schmutziges Geschirr. Die anderen Wichte sorgten für Tische, Bänke und Lampions. **Zwerg Scleranthus** konnte kaum etwas Vernünftiges tun, so nervös sprang er von der Küche in den Garten und wieder zurück. Er wollte am liebsten überall mithelfen, doch letztendlich konnte er sich nicht entscheiden, wo er anfangen sollte. Er tanzte durch das Häuschen und rief: „**Schneewittchen Centaury** versprich mir, daß der erste Tanz mir gehört! Oh, da fällt mir ein, daß ich **Wild Oat** heute noch gar nicht gesehen habe. Er komponiert bestimmt recht fleißig. Ich gehe ihn suchen!" Schon rannte er los und fand **Wild Oat**, mit Flöte und Notenpapier beschäftigt, ein Stückchen hinter dem Haus. Dorthin hatte er sich zum Komponieren zurückgezogen. **Wild Oat** fühlte sich wie verwandelt, seit **Impatiens** diese Gräser gebracht und er sich davon eines für sein Knopfloch stibitzt hatte. In den letzten Stunden konnte er viele Melodien aus seinem Inneren herauslocken und es schien ihm, als hätte er nun doch noch seine Lebensaufgabe gefunden. Aber was hatten die Gräser damit zu tun?

Endlich war der große Tag da. Die ersten Gäste waren Familie Hase, die mit ihren sechs Kindern angehoppelt kamen. Danach landete Frau Nachtigall und begrüßte alle mit einem wunderschönen Lied. Frau Eule gab sich dezenter. Sie bezog einen günstigen Platz auf dem Gartenzaun, von wo aus sie wohlwollend in die Runde blinzelte und ständig irgend etwas Unverständliches murmelte. Sogar Herr Fuchs war der Einladung gefolgt, nachdem er hoch und heilig versprochen hatte, bei der Feierlichkeit niemandem zu nahe zu treten. **Schneewittchen Centaury** freute sich natürlich besonders über den Besuch des Rehleins, das ihr damals den Weg zum Zwergenhäuschen gezeigt hatte. Alle Gäste wurden von **Zwerg Agrimony** überschwenglich begrüßt und mit einem Becher Beerenwein bewirtet. **Zwerg Ceratos** Aufgabe war es, die Becher zu füllen. Er fragte **Agrimony**, der gerade hinter ihm stand, „Wie würdest du das an meiner Stelle machen? Gieße ich zuviel in die Gläser?" „Du machst das wunderbar!", versicherte **Agrimony**. „Ich schaffe es aber nicht, daß in allen Bechern gleich viel ist. Immer ist in einem mehr als in den anderen. Ist das schlimm?" „Willst du vielleicht die Tröpfchen zählen? Jetzt rede nicht so viel und schenke ein! Unsere Gäste haben Durst, **Cerato**!" „Ich habe von einer Möglichkeit gelesen,..." Nun wurde **Agrimony** äußerst ungeduldig: „Du nervst wirklich! Tue doch endlich mal einfach das, was du meinst und lese und studiere nicht so viel! Es ist doch dumm, aus jeder Kleinigkeit eine Wissenschaft zu machen!"

Zwerg Crab Apple versuchte so unauffällig wie möglich, etwas Abstand zu den Tieren zu halten. Obwohl er sie sehr liebte, fand er Tiere unsauber und befürchtete, daß sie irgendwelche Krankheitskeime übertragen könnten. Als er sah, wie angeregt Schneewittchen Centaury sich mit dem Reh unterhielt und ihm dabei immer wieder feine Salatblätter liebevoll ins Mäulchen stopfte, schüttelte es ihn. So etwas konnte er gar nicht mitansehen. Er drehte sich um, doch was er da sah, ekelte ihn genauso: Zwerg Scleranthus konnte bei so vielen leckeren Speisen nicht entscheiden, was er probieren sollte. Also packte er voll Begeisterung von allem etwas auf sein Tellerchen und schon tropfte die Soße auf das Tischtuch und die Erbsen kullerten hinterher. Crab Apple sah nicht die Freude von Scleranthus, er sah nur die Flecken und war nun restlos genervt.
Inzwischen war Wild Oat aufgetaucht. Er wirkte außerordentlich zufrieden und Zwerg Agrimony kündigte sogleich den größten und besten Musikus des Landes an. Mucksmäuschenstill wurde es, als Wild Oat seine Flöte an die Lippen setzte. In diesem Moment ertönte ein herzzerreißender Schrei. Zwerg Aspen raste wie von einem wilden Tier gejagt aus dem Haus. „Um Himmels Willen, was ist denn geschehen?“, fragte Schneewittchen Centaury. Es dauerte ein Weilchen, bis er ein Wort herausbrachte, so zitterte und bebte er. „Ich bin wohl eingeschlafen, ohne Licht,“ stammelte er. „Ich habe etwas Schreckliches geträumt – und als ich aufgewacht bin, war es stockdunkel! Grauenhaft!“ Er zitterte noch immer, aber er war sehr froh, daß alle da waren. “Jetzt setz dich zu uns, dann wird es dir wieder gut gehen“, riefen die anderen. Schneewittchen Centaury trocknete ihm liebevoll die Schweißperlen von der Stirn und Zwerg Wild Oat spielte nun eine so frische Tanzweise, daß kaum einer sitzen blieb. Das fröhliche Treiben und Schneewittchen Centaury`s Nähe beruhigten Zwerg Aspen und bald war auch er wieder in guter Verfassung.
Zwerg Agrimony forderte mit einer tiefen Verbeugung Schneewittchen Centaury zum Tanz auf. „Oh, das tut mir leid, lieber Agrimony, ich habe den ersten Tanz Scleranthus versprochen!“ Der hatte aber nun gar keine Lust und so war es Agrimony, der Schneewittchen Centaurys ersten Tanz bekam. Eine halbe Stunde vor Mitternacht, als das Mädchen mit allen ausgiebig getanzt hatte und sich vom vielen Drehen erschöpft auf eine Bank niederließ, stand plötzlich Zwerg Scleranthus vor ihr: „Hier bin ich!“, rief er, „Ich möchte meinen Tanz nicht versäumen!“ Schneewittchen Centaury lächelte und seufzte ein ganz klein wenig, aber natürlich konnte sie nicht nein sagen. Zwerg

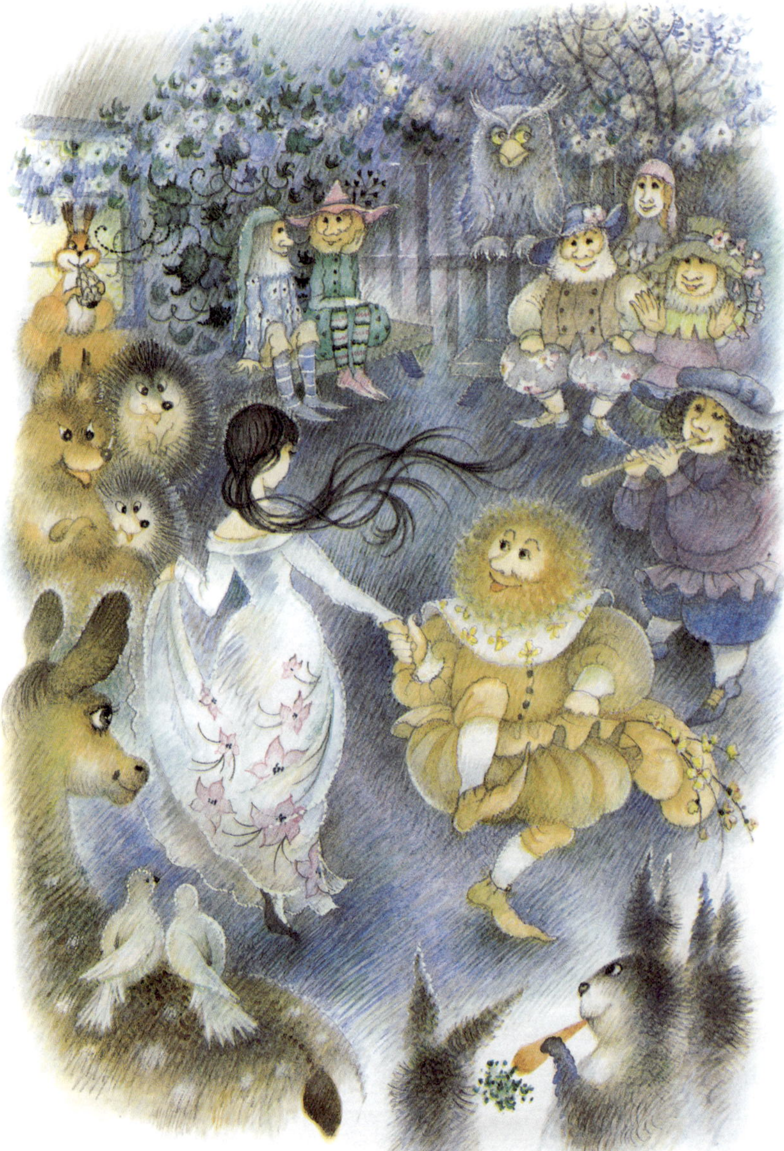

Wild Oat spielte also zur letzten Tanzrunde und **Scleranthus** sprang mit **Schneewittchen Centaury** in wildem Galopp durch die Menge, mal rechtsherum, mal linksherum, nur leider nie im Takt. **Zwerg Crab Apple** und **Zwerg Aspen** saßen auf einem Bänkchen und bemerkten, wie blaß und erschöpft **Schneewittchen Centaury** jetzt aussah. „Du mußt auch mal an dich denken – nicht immer nur an die Anderen!", ermahnte **Aspen** sie mit ernstem Blick. **Zwerg Agrimony** stellte sich nun auf eine Bank, sprach die Abschlußworte zu diesem gelungenen Fest und wünschte den Gästen eine gute Nacht. Erschöpft, aber glücklich, lauschten alle noch dem Gute-Nacht-Ständchen von **Zwerg Wild Oat**. Es dauerte nicht lange, da waren im Zwergenhäuschen alle Lichter erloschen und aus den Betten ertönten gleichmäßige Atemgeräusche. Nur **Zwerg Aspen** betrachtete noch ein Weilchen den Mond, der direkt auf seine Bettdecke schien und freute sich darüber. In diesem weichen Licht und mit **Wild Oats** Musik im Ohr schlief endlich auch er friedlich ein und hatte ganz auf seine Laterne vergessen.

Königin Holly indes setzte sich wieder vor ihren Spiegel und fragte mit einem selbstgefälligen Unterton: „Spieglein, Spieglein an der Wand, wer ist die Schönste im ganzen Land?" Der Spiegel antwortete: „Frau Königin, Ihr seid die Schönste hier, aber Schneewittchen über den Bergen, bei den sieben Zwergen, ist tausendmal schöner als Ihr!" **Königin Holly** saß vor Schreck reglos da. Sollte das Mädchen immer noch am Leben sein? Das war doch nicht möglich! Und doch wußte sie genau, daß der Spiegel ohne jeden Zweifel die Wahrheit sprach. Ihr wurde schwarz vor den Augen und sie fiel ohnmächtig vom Stuhl. In den nächsten Tagen war sie sterbenskrank. Hohes Fieber und wilde Träume peinigten Körper und Seele, aber ihr Haß war stärker als die Krankheit. Als sie das erste Mal wieder aufstehen konnte und in ihren Spiegel schaute, sah sie ein knochiges, bleiches Gesicht mit tiefen Augenringen darin. „Und das alles wegen dieses Wesens da draußen im Wald!" Ich ruiniere mich doch nicht deswegen! **Schneewittchen Centaury** muß sterben! Sie muß sterben! Und sie wird sterben!" **Königin Holly** hatte sich in Rage gebracht und war bereit, ihre letzten Kräfte für den Kampf gegen das Mädchen mobil zu machen. Sie hatte auch bald eine geniale Idee: Den allerschönsten saftigsten Apfel aus dem königlichen Garten wollte sie vergiften! Da sie wußte, daß das Mädchen ihr nicht trauen würde, gab sie das Gift nur in die eine Hälfte, die andere wollte sie zum Beweis ihrer Ehrlichkeit selbst essen. „Ja, so ist es gut!"

zischte die Königin böse, verkleidete sich diesmal als Bauersfrau und machte sich mit einem Korb voller Äpfel auf den Weg.

Sie klopfte an die Tür des Zwergenhäuschens und **Schneewittchen Centaury** schaute zum Fenster heraus: „Bitte, liebe Bauersfrau, geh weiter", sagte sie freundlich, „ich darf niemanden hereinlassen und niemandem etwas abkaufen." Die Bäuerin antwortete: „Ja, dann bin ich wohl den langen Weg umsonst gegangen und muß schauen, daß ich meine guten Äpfel woanders verkaufen kann." **Schneewittchen Centaury** tat die Bauersfrau sehr leid, aber sie wollte nun wirklich vorsichtig sein und die Warnungen der Zwerge nicht mißachten. „Es tut mir sehr leid, aber ich habe es fest versprochen, daß ich nichts kaufe." **Königin Holly** ergriff den vergifteten Apfel und während sie ihn teilte, sprach sie: „Du bist ein gutes Kind, auf das man sich verlassen kann. Aber du solltest wenigstens meine gute Ware probieren! Schau, ich esse die eine Hälfte, damit du nicht denkst, der Apfel wäre vergiftet!" Dieser Liebenswürdigkeit war **Schneewittchen Centaury** nicht gewachsen. Sie nahm die andere Hälfte, die ihr die Frau gab, bedankte sich und gemeinsam kosteten sie von der Frucht. Aber kaum hatte das Mädchen von ihrer Hälfte abgebissen, als sie auch schon zu Boden sank und wie tot liegenblieb. „So, diesmal können Dir die Zwerge nicht mehr helfen!", kicherte sie garstig. „Jetzt ist es endgültig aus mit **Schneewittchen Centaury**!" Zufrieden marschierte sie nach Hause, um dort sofort wieder ihren Spiegel zu befragen. „Spieglein, Spieglein an der Wand, wer ist nun die Schönste im ganzen Land?" Da antwortete der Spiegel: „Frau Königin, Ihr seid die Schönste im Land!" Nun hatte ihr neidisches Herz endlich Ruhe.

Auch dieses Mal fühlte sich der sensible **Zwerg Aspen** schlecht. Lange Zeit verbarg er seine Gemütslage vor den anderen. Im Grunde schämte er sich für seine Angstzustände, denn es war nicht immer so, daß auch wirklich etwas passierte, wenn er diese Gefühle hatte. Aber von Minute zu Minute lastete die dumpfe Atmosphäre eines herannahenden Unheils stärker auf ihm, bis er kraftlos seine Schaufel fallen ließ und sein Gesicht in den Händen vergrub. Erschrocken liefen die anderen herbei und fragten besorgt, was mit ihm los sei. „Ich glaube, ich werde langsam verrückt!", stammelte er, „Diese quälende Angst! Es ist nicht auszuhalten!" Die Zwerge sahen sich betroffen an. Keiner sprach ein Wort, aber alle dachten wohl das gleiche: Ob **Schneewittchen**

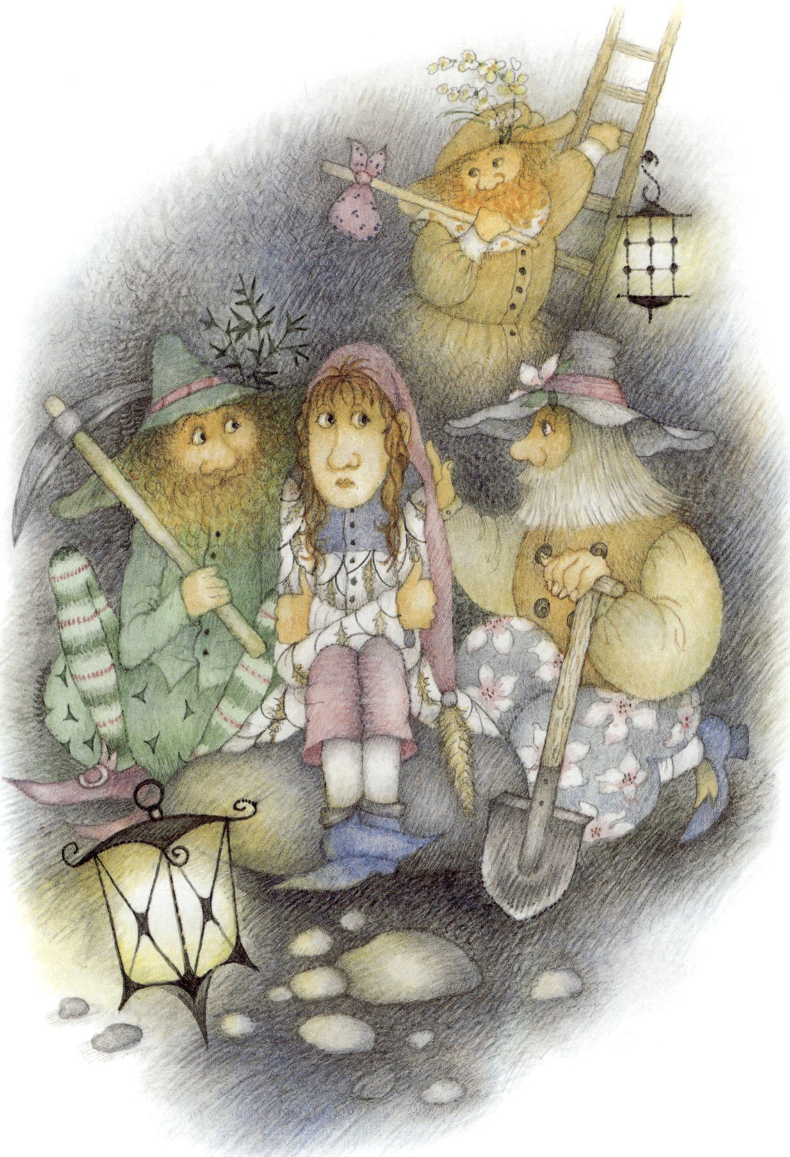

Zwerg Aspen, Agrimony, Scleranthus, Crab Apple

CENTAURY wieder etwas zugestoßen war? ASPEN hatte schon zweimal Recht behalten mit seinen Ahnungen. Als ZWERG CERATO fragte, ob sie nach Hause gehen sollten, waren alle sofort einverstanden. Schweigend eilten sie zu ihrem Häuschen.

Und wieder fanden sie das geliebte Menschenkind leblos am Boden liegend. Sie untersuchten es sorgfältig, fanden diesmal aber nichts. Sie legten SCHNEEWITTCHEN CENTAURY ins Bett, wuschen und kämmten sie, stellten ihr Blumen auf das Nachtkästchen, aber sie atmete nicht mehr. Die Zwerge hielten abwechselnd Nachtwache und wollten nicht glauben, daß sie diesmal nicht helfen konnten. Am nächsten Tag mußten sie jedoch einsehen, daß das Mädchen tot war. Es war für alle unfaßbar, daß nun doch die Bosheit über die Gutmütigkeit gesiegt hatte.

Unendliche Trauer herrschte nun im Zwergenhäuschen. Alle weinten unaufhörlich. Nach ein paar Tagen meinte ZWERG IMPATIENS, daß man sich überlegen müsse, wo SCHNEEWITTCHEN CENTAURY beerdigt werden sollte. ZWERG WILD OAT saß über seinen Notenblättern und schrieb eifrig Melodien auf. Sein Blick fiel immer wieder auf das Waldtrespensträußchen, das auf SCHNEEWITTCHEN CENTAURYS Nachttischchen stand und er fühlte trotz der tiefen Trauer eine große Schaffenskraft in sich.
ZWERG ASPEN war so ergriffen von dem Anblick der Toten, daß er sie ständig anschauen mußte. Sie war auch jetzt noch wunderschön und sah aus, als schliefe sie nur. ZWERG SCLERANTHUS schluchzte immer wieder laut auf und jammerte: „Wir können sie doch nicht in die dunkle Erde vergraben! Unser liebes SCHNEEWITTCHEN CENTAURY soll für immer bei uns bleiben!“ ZWERG CERATO erzählte nun von seinem Traum, in dem er einen gläsernen, über und über mit Tausendgüldenkraut gefüllten Sarg gesehen hatte. „Das ist die Lösung!“ rief ZWERG SCLERANTHUS eifrig. „So können wir unser SCHNEEWITTCHEN CENTAURY zur letzten Ruhe betten und sie doch immer sehen!“ Auch die anderen Zwerge waren von der Idee angetan und so ließen sie bei den Glasbläsern einen Sarg, verziert mit ihrem Namen in goldenen Buchstaben, anfertigen. Sie stellten ihn auf die kleine Anhöhe zu den drei raschelnden Pappeln, wo das Mädchen immer gerne gesessen und gesungen hatte, legten die Tote hinein und hielten von nun an ständig abwechselnd Wache.
ZWERG ASPEN freute sich schon immer auf seine Wache, denn er fühlte sich

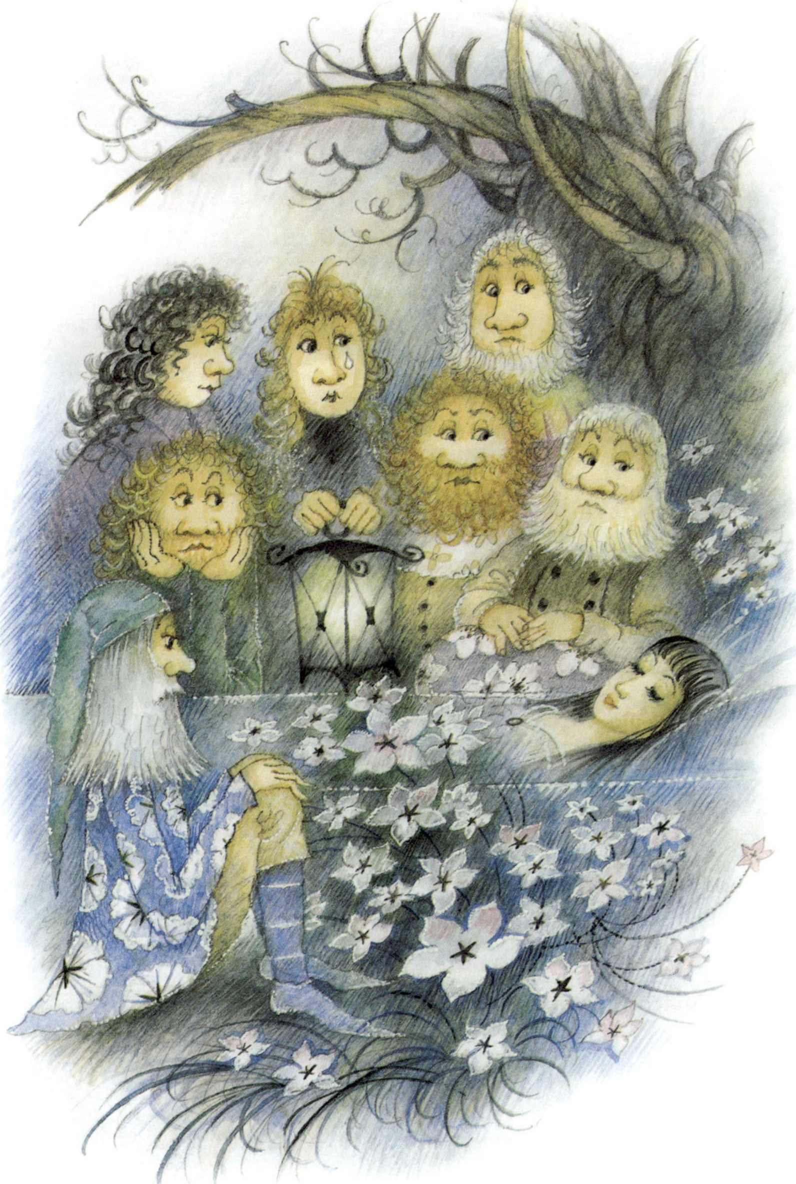

Schneewittchen Centaury und die 7 Zwerge

hier sehr wohl. Er sprach viel mit der Toten, so, als lebte sie, oder er betrachtete still ihr liebes Gesicht. Es war ihm dann, als erzählten die Pappeln endlose Geschichten und irgendwie beruhigte ihn die Atmosphäre so wunderbar, daß er sich nach jedem Wachdienst frisch und gestärkt fühlte.
Zwerg Crab Apple hatte große Angst davor, dem Zerfall der Toten zusehen zu müssen. Um so mehr wunderte er sich über **Schneewittchen Centaurys** unverändert frisches Aussehen. Er polierte ununterbrochen den gläsernen Sarg und pflegte das Mädchen, als läge es in einem Krankenbett.
Wenn **Zwerg Wild Oat** an der Reihe war, spielte er ihr seine tieftraurigen Lieder vor. **Agrimony** hörte oftmals die zauberhaften Melodien, wenn er in der Speisekammer für seine Trauer und seinen Kummer heimlich Trost suchte. Eines Abends ging er zu **Wild Oat** hinaus, setzte sich zu ihm und fing leise an mitzusingen. „Nicht zu glauben, du hast ja eine richtig gute Stimme", stellte **Zwerg Wild Oat** überrascht fest. „Seltsam, nicht?" meinte **Agrimony**, „Trauer und Sehnsucht sind wohl gut für Stimmbildung und Sangeslust. Ich verstehe das alles nicht." **Wild Oat** lächelte. „Ich verstehe auch vieles nicht. Aber wie tröstend Musik ist, das weiß ich jetzt ganz genau. Komm, wir singen und spielen noch etwas!" Nach und nach gesellten sich auch die anderen Zwerge dazu. Nur **Zwerg Cerato** war im Haus geblieben. Er wälzte in jeder freien Minute die dicken Bücher über Heilkunde. Alles, was er über Vergiftungen finden konnte, las er aufmerksam durch. Für ihn war klar, daß **Schneewittchen Centaury** nur vergiftet worden sein konnte und in seinem Innersten war ein unauslöschlicher Hoffnungsschimmer, daß man **Schneewittchen Centaury** vielleicht doch noch helfen könnte. Er traute sich mit niemandem über diese absurde Idee zu sprechen; sie würden ihn bestimmt nur auslachen.
Zwerg Impatiens war derjenige, der am meisten unter den Wachen am Sarg litt. Das aufgezwungene Nichtstun, das Dasitzen und Warten, das alles waren Dinge, die er überhaupt nicht ertragen konnte. Eines Tages fing er an, in verschiedenen Schrittfolgen auf der Anhöhe herumzuhopsen, was nach einiger Zeit wie ein geheimnisvolles Tanzritual anmutete. Die anderen Zwerge fanden das Treiben **Zwerg Impatiens** zwar etwas seltsam, aber er war danach längst nicht mehr so gereizt wie vorher, wenn er nach seinem Dienst nach Hause kam.

Es war viel Zeit vergangen, als eines Tages ein fremder Königssohn mit einigen Begleitern durch den Wald geritten kam. Als er das Zwergenhäuschen erblickte, wollte er nachsehen, ob man dort Einkehr halten könne. Die Reiter lenkten ihre Pferde darauf zu und standen plötzlich vor dem Sarg von **Schneewittchen Centaury**. Prinz **Water Violet** hielt an und betrachtete lange das wunderschöne Mädchen, das aussah, als ob es schliefe. Underdessen kamen die Zwerge neugierig aus ihrem Häuschen. Wer wohl der schöne, stolze Mann war? **Zwerg Impatiens** ergriff das Wort: „Guten Tag, edler Herr. Seid ihr auf der Durchreise?" Der Mann nickte und sprach: „ Ich bin **Water Violet**, Königssohn aus dem alten Land östlich der Berge. Sagt mir, was hat das zu bedeuten?" Sein Blick hing an **Schneewittchen Centaury**. „Warum ist sie hier im Wald in einem gläsernen Sarg aufgebahrt?" Alle Zwerge verneigten sich vor dem hohen Herrn, wobei **Zwerg Cerato** dem neben ihm stehenden **Crab Apple** zuwisperte: „Der ist aber hochnäsig, findest Du nicht?" **Zwerg Crab Apple** meinte: „Ich weiß nicht so recht, ich finde ihn nicht unfreundlich. Er wirkt ein wenig stolz. Na ja, er ist ja schließlich ein Königssohn!" Die Zwerge berichteten **Water Violet** nun ausführlich, wie **Schneewittchen Centaury** zu ihnen gekommen war und wie die Stiefmutter versucht hatte, das Mädchen zu töten. Während die Wichte erzählten, waren **Water Violets** Augen wie gebannt auf **Schneewittchen Centaury** gerichtet. „Wir lieben sie wie nichts auf dieser Welt und möchten sie immer bei uns haben. Deshalb ruht sie hier.", schloß **Zwerg Aspen** den Bericht.

Betroffenes Schweigen machte sich breit, welches Prinz **Water Violet** nach einiger Zeit mit folgenden Worten beendete: „Ich möchte die Prinzessin mit auf mein Schloß nehmen. Dort ist sie besser aufgehoben als hier. Ich will sie in meinem goldenen Saal aufbahren und die Besucher sollen ihr die Ehre erweisen. Auch ihr könnt sie besuchen, sooft ihr wollt." Erschrocken schauten sich die Zwerge an. „Besprecht euch in Ruhe, ich will inzwischen hier warten". Er gab seinen Begleitern mit einem Wink den Befehl, die Pferde zu versorgen und einer der Männer fragte, ob die Zwerge ein erfrischendes Getränk für seine Hoheit hätten. Diese eilten in heller Aufregung in ihr Häuschen, **Crab Apple** holte Most und Wein aus der Vorratskammer, **Impatiens** und **Agrimony** hatten inzwischen Becher aus dem Schrank geholt und liefen los, die hohen Gäste zu bedienen. **Zwerg Aspen** sagte: „Der fremde Königssohn ist ein guter Mensch. Er wirkt verschlossen, aber sein innerer Friede ist vielleicht gut für unser **Schneewittchen Centaury**." „Ach, was du da erzählst!", fiel **Zwerg Scleranthus** ihm ins Wort. „Niemals geben wir sie fort! Wie kannst du nur so denken!", ereiferte er sich. **Zwerg Crab Apple** meinte: Immerhin ist sie auch

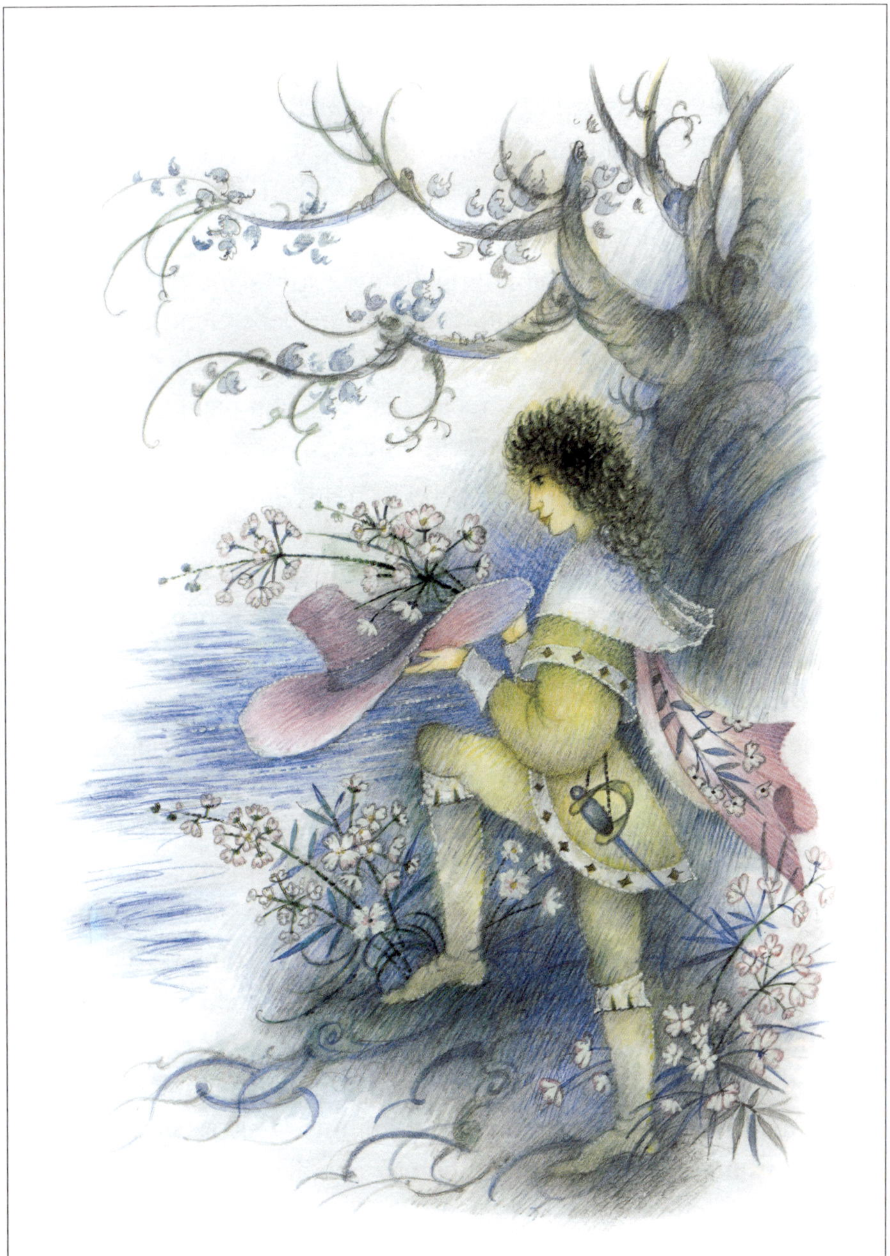

Prinz Water Violet

eine Königstochter und es wäre ihrer würdig und völlig in Ordnung, in einem Schloß zu sein. **Zwerg Cerato** jammerte schier verzweifelt: „Warum muß dieser eingebildete, überhebliche Prinz ausgerechnet bei uns hier erscheinen und uns so plagen? Was sollen wir bloß tun?“ **Zwerg Wild Oat** war völlig ratlos und schwieg. **Impatiens** und **Agrimony** waren wieder zurückgekommen und **Agrimony** versuchte sich in seinem Scherzton: „Der edle Königssohn hätte unserem **Schneewittchen Centaury** gewiß gefallen. Vielleicht sollten wir ihr diese Freude nicht vorenthalten...“; aber es klang leider gar nicht lustig und **Zwerg Scleranthus** rief jetzt weinerlich: „Ihr tut ja gerade so, als wolltet ihr unser liebes **Schneewittchen Centaury** gerne loswerden! Ich bin so enttäuscht von euch!“ **Zwerg Aspen** legte seine Hand auf **Scleranthus’** Schulter und sprach ungewöhnlich ruhig: „Wir lieben alle **Schneewittchen Centaury** aus tiefstem Herzen, das weißt du ganz genau. Trotzdem ist es vielleicht wichtig für sie, wenn sie in ein Schloß kommt, so wie es ihr gebührt.“ **Zwerg Impatiens** hatte nun die Diskussion satt: „Jetzt kommt doch endlich zu einer Entscheidung! Das ewige Für und Wider bringt uns auch nicht weiter. Ich finde, **Aspens** Meinung sollten wir beachten. Mit seinen Ahnungen hatte er oft recht behalten.“ Die meisten Zwerge nickten stumm und brummelten zustimmend, nur **Scleranthus** rief lauthals vor Begeisterung: „Das stimmt! **Impatiens** hat recht! Ja, wir sollten auf **Aspen** hören! Im Schloß von Prinz **Water Violet** ist sie sicher viel besser aufgehoben! Ich freue mich schon darauf, sie dann immer im goldenen Saal besuchen zu können!“ Also gingen die Zwerge zu Prinz **Water Violet**, den sie am kleinen Bächlein, ein paar Schritte hinter den Pappeln fanden. Er schmückte gerade seinen Hut mit ein paar Sumpfwasserfedern, die er entdeckt hatte, als er den Pferden beim Trinken zusah. Die Zwerge gaben ihm nun ihre Zustimmung. Er nahm die Entscheidung gelassen, aber mit einem wohlwollenden Kopfnicken entgegen. Zwei seiner Diener schickte er zum Schloß zurück, um eine Kutsche für den Transport des Sarges zu holen.

Der Prinz war ein sehr angenehmer Gast bei den Zwergen, denn sie bemerkten ihn kaum. Er hielt sich ständig bei **Schneewittchen Centaury** auf oder saß am Bächlein. Die Zwerge versuchten, ihm die Zeit ein wenig zu vertreiben, aber **Water Violet** war unnahbar und sprach nur das Nötigste. **Zwerg Aspen** tat der stille Prinz ein wenig leid und **Zwerg Cerato** meinte: „Der ist doch eigentlich genauso tot wie unser **Schneewittchen Centaury**, findest du nicht?

Wie einer nur so zugeknöpft sein kann!“ **Zwerg Agrimony** erzählte am dritten Tag, daß der Prinz ihn heute morgen gebeten habe, sich zu ihm zu setzen. „Ich versuchte, ihn ein wenig aufzuheitern und es ist mir auch tatsächlich gelungen! Er erzählte mir vom Leben im Schloß und daß er **Schneewittchen Centaury** sofort heiraten würde, wenn sie am Leben wäre.“ „Das kann er jetzt leicht sagen, weil sie tot ist! Sie kann ihm so nicht zu nahe kommen. Ich kann mir diesen verschlossenen Menschen nicht verheiratet vorstellen!“, meinte **Scleranthus**. „Ich schon“, erwiderte **Agrimony**, „ich habe ihn heute morgen anders erlebt. Er sprach so liebenswürdig und sanft, während er immer eine Sumpfwasserfeder in der Hand drehte und er betonte noch einmal, daß wir immer willkommene Gäste in seinem Schloß seien.“

Herannahendes Pferdegetrappel und das Poltern der Kutsche beendeten die Unterhaltung der Zwerge. Die Männer verluden den Sarg, und zum Abschied legte **Zwerg Impatiens** ein Sträußchen seines Tausendgüldenkrauts, das inzwischen wunderbar aufgeblüht war, zu **Schneewittchen Centaury**. Als **Zwerg Scleranthus** das sah, liefen ihm augenblicklich die Tränen über seine Wangen: „Meine Blümchen sind noch so winzig, daß ich sie nicht mal mit der Nagelschere abschnippeln kann! Wieso sind deine schneller gewachsen?“, schniefte er. **Zwerg Agrimony** klopfte ihm vertraulich auf die Schulter: „Du solltest vielleicht deine Tränen den Blümchen spenden. Sie brauchen regelmäßig Wasser! Und vielleicht könntest du dich auch entschließen, das Unkraut zu jäten, damit die Blümchen mehr Platz zum Wachsen haben! Sie gedeihen dann wunderbar, du wirst sehen!“ **Zwerg Crab Apple** wischte noch ein letztes Mal über den gläsernen Sarg, dann zogen die Männer in stiller Prozession los, angeführt vom Königssohn auf seinem Schimmel. Lange standen die Zwerge da und sahen den Reisenden nach.

Nicht mehr weit vom väterlichen Schloß entfernt, brach auf der unebenen Straße ein Rad der Kutsche. So schnell konnten die Männer gar nicht von ihren Pferden springen, wie der Sarg nach hinten rutschte und mit einem dumpfen Schlag auf die Straße fiel. Das Glas zerbarst. In diesem Augenblick begann **Schneewittchen Centaury** plötzlich sehr heftig zu husten und das vergiftete Apfelstückchen, das sie gegessen hatte, kam zum Vorschein. Sie schlug die Augen auf und schaute sich erstaunt um. Die Diener standen wie angewurzelt auf der Stelle. Prinz **Water Violet** glitt anmutig von seinem Schimmel und betrachtete das Mädchen mit großen, ungläubigen Augen. „Das kann doch nicht wahr sein!", murmelte er. „Wo bin ich?" fragte **Schneewittchen Centaury** leise. „Wer seid ihr?" Der Prinz gab seinen erstarrten Dienern einen Wink, dem Mädchen aus dem zerbrochenen Glas zu helfen. Schnell breiteten sie eine Decke im Gras aus und setzten das vor Schwäche zitternde Geschöpf vorsichtig darauf. Nun stellte sich **Water Violet** vor und fragte, ob er sich zu ihr setzen dürfe. Sie willigte ein und er erzählte ihr nun die ganze Geschichte. Mit großem Erstaunen hörte **Schneewittchen Centaury** zu und konnte kaum fassen, was mit ihr geschehen war. Der Charme des Prinzen hatte sie schnell gefangengenommen und sie berichtete nun ihrerseits vom Leben auf dem Schloß, von ihrem Vater und von der Stiefmutter. Der fremde Prinz war ein guter Zuhörer und strahlte so viel Ruhe aus. Sie fühlte sich sicher und beschützt. Vom ersten Augenblick an verspürten beide eine große Zuneigung zueinander. **Schneewittchen Centaury** bemerkte beim Erzählen gar nicht, daß die Kutsche längst repariert und abgefahren war. Erst als die Sonne schon tief im Westen stand und das Gerumple der Kutsche erneut zu hören war, begriff sie, wieviel Zeit mit dem Erzählen vergangen war. Doch was war das? Diesen Gesang kannte sie sehr gut! Es erklang ein Zwergenlied! – Und nun erkannte sie die vielen Köpfchen, die aus den Fenster der Kutsche herausschauten. Ihre geliebten Zwerge! Die Pferde hielten an und aus dem Wageninneren hüpften sieben kleine Wichte heraus, um **Schneewittchen Centaury** gebührend zu begrüßen! Wie rannen nun die Freudentränen und **Zwerg Cerato** rief immer und immer wieder: „Ich habe es ja gewußt! Es war Gift! Ich habe es gewußt!" Prinz **Water Violet** beobachtete das Geschehen etwas aus der Ferne und war sehr zufrieden über die gelungene Überraschung mit den Zwergen. Nach einer Weile trat er in den Kreis der Zwerge, nahm **Schneewittchen Centaury** liebevoll in den Arm und sprach: „Liebes **Schneewittchen Centaury**, als du noch im Sarg in deinem tiefen Zauberschlaf lagst, sagte ich zu **Zwerg Agrimony**, daß ich dich sofort heiraten würde, wenn du noch am Leben wärst. Mein tiefster Wunsch, dich lebendig kennenzulernen, ist in wunderbarer Weise in Erfüllung gegangen. Jetzt frage ich dich, ob du meinen zweiten Wunsch erfüllen willst und meine Frau werden möchtest?" Die Zwerge trauten sich kaum noch zu atmen, so gespannt waren sie, wie das Mädchen jetzt reagieren würde. **Schneewittchen Centaury** war errötet und ein ratsuchender Blick streifte die Zwerge. Doch diesmal rief ihre innere Stimme ein so eindringliches „Ja, ich will", daß sie keinerlei Zweifel mehr an der

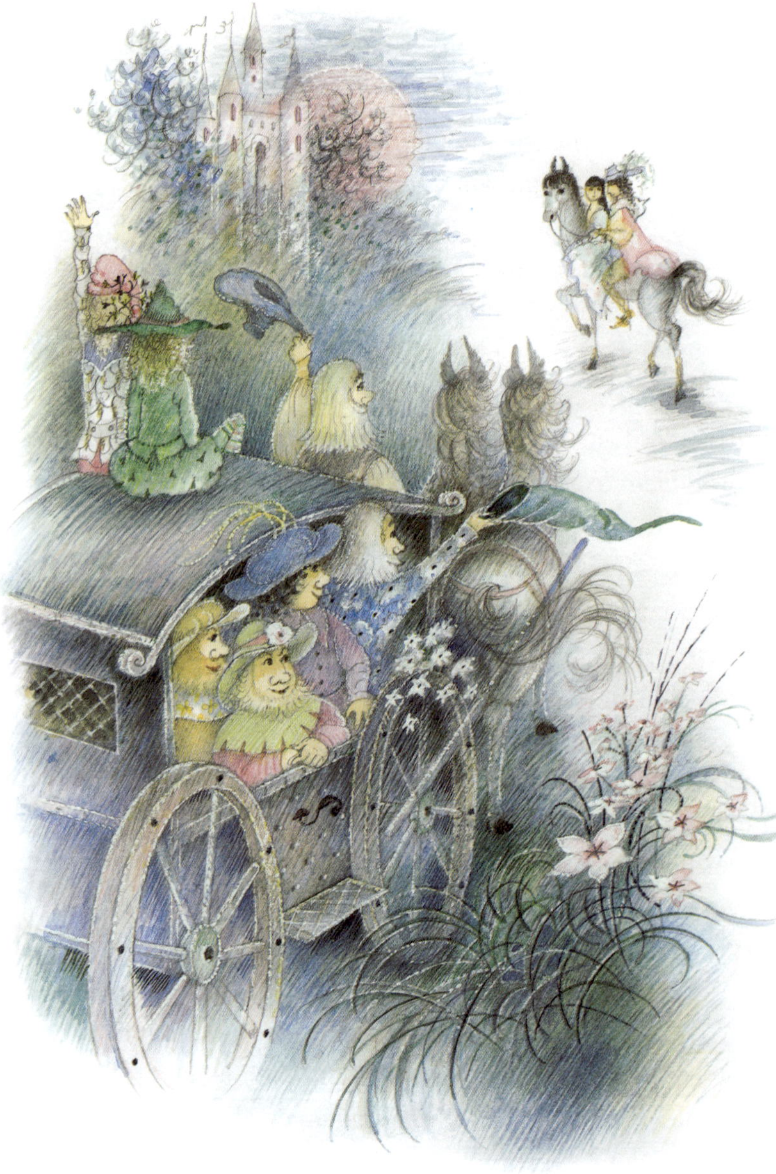

Richtigkeit ihrer Entscheidung hatte. Ein langer Kuß besiegelte die Verlobung, während die Zwerge ihre Mützchen schwenkten und „Hoch lebe das Brautpaar! Es lebe hoch!“, riefen.
Ein strahlendes Paar und sieben fröhlich singende Zwerge brachen nun zu **Water Violets** Schloß auf, um sich in den nächsten Wochen auf das Hochzeitsfest vorzubereiten.

Die Autorin

Christel Clausnitzer

Jahrgang 1950, seit 1980 Heilpraktikerin mit einer eigenen Praxis in München.

Schon mit knapp sechs Jahren verspürte sie den Wunsch, Krankenschwester zu werden. Ihre Ausbildung begann Sie dann tatsächlich als Praktikantin in einem Krankenhaus bei St. Gallen in der Schweiz. Nach ihrem absolvierten Praktikum ging sie - angeregt durch ihre schweizer Kollegen, die meist mehrere Sprachen beherrschten,- kurzerhand für zwei Jahre, teils als Au-pair, teils um ein Sprachstudium zu belegen, nach England.

Zurück in Deutschland führte sie ihre Ausbildung zur Krankenschwester weiter. Anschließend besuchte sie noch die Schule für Arzthelferinnen in Freiburg. In dieser Zeit hatte sie viel Kontakt zu Drogensüchtigen, Homosexuellen und anderen Randgruppen. Mit einem damaligen Freund, (ein Psychologe, der als Assistent von Dr. Hans Bender, Parapsychologe, arbeitete) erstellte sie Studien über Rauschgiftsüchtige. So manchen dieser Abhängigen konnte sie durch ihr ausgeprägtes Einfühlungsvermögen helfen.

Nach einem Jahr ging sie nach München und arbeitete bei einem Arzt, was sie aber wenig befriedigte, so daß sie sich schnell wieder für eine Stelle in einem Krankenhaus bewarb. Nebenbei besuchte sie das Dolmetscherinstitut, um ihre Sprachkenntnisse auszubauen, die ihr größere Freiheiten für das Ausland gaben. Ihr Weg führte sie nach Spanien, Nigeria und Saudi-Arabien, wo sie als Krankenschwester arbeitete und sich möglichst viele Kenntnisse über die Menschen und ihr Umfeld aneignete.

Während dieser Lehr- und Arbeitsjahre wurde ihr immer klarer, wie wichtig für die Genesung kranker Menschen persönliche Kontakte und Gespräche sind, die zur Auffindung der tatsächlichen Ursache führen. Ohne eine geistige Veränderung kann keine wirkliche Heilung zustande kommen. Sie fühlte, daß es bessere Möglichkeiten geben müsse, den Menschen zu helfen und sie vertraute darauf, daß in ihrem Leben der Zeitpunkt kommen wird, an dem sie die Lösung erfährt.

Immer wieder arbeitete sie in verschiedenen Krankenhäusern, die sie magisch anzogen. Dabei hatte sie die besten Voraussetzungen, die Patienten genauestens zu beobachten und ihre Studien zu vollziehen. Nach der Prüfung als Heilpraktikerin spezialisierte sie sich auf klassische Homöopathie und die Bachblütentherapie.

Seminarinformationen erhalten Sie bei:

Institut für Neue Therapien
Nägelsbachstr. 49c
91052 Erlangen

Informationen über die Bach-Blütenmittel

In Deutschland waren die original englischen Bach-Blüten bis Juni 94 verschreibungspflichtig, da sie als ausländisches Fertigarzneimittel deklariert waren. Durch die Europäische Gemeinschaft mußte ein einheitliches Gesundheitswesen geschaffen werden. In der 5. Novelle des Arzneimittelgesetzes fielen nun die Bach-Blüten aus der Verschreibungspflicht heraus. Jedoch bleiben sie dennoch apothekenpflichtig. Somit können sie in jeder Apotheke bezogen werden, oder sie erhalten Informationen unter folgenden Adresse:

Fa. Wild
Nägelsbachstr. 49c
91052 Erlangen

Unter der oben genannten Adresse bekommen Sie auch Informationen über die Barnard-Blüten, welche als „Healing Herbs“ bezeichnet werden.
Die „Healing Herbs“ sind Blütenessenzen, die an den Originalplätzen, an denen sie Edward Bach gefunden hat, hergestellt werden. Sie werden von dem ehemaligen Mitarbeiter des Bach-Centers Julian Barnard mit sehr viel Einfühlungsvermögen und Liebe hergestellt. Die Barnard-Blüten sind für viele Therapeuten ein wichtiger Bestandteil ihrer Blüten - Therapie geworden und genießen bei den einschlägigen Therapeuten große Beliebtheit wegen ihrer therapeutischen Wirksamkeit.

Literaturverzeichnis

Mechthild Scheffer: *Bachblütentherapie*; Irisana (Hugendubel Verlag)

Philipp M. Chancellor: *Das große Handbuch der Bachblüten*; Aquamarin Verlag

Dr. med. Götz Blome: *Das neue Bach-Blüten-Buch*; H. Bauer Verlag

Dr. med. Götz Blome: *Mit Blumen heilen*; H. Bauer Verlag

Edward Bach: *Die nachgelassenen Originalschriften*; Kuratoren des Dr. E. Bach Centre, England, Hugendubel Verlag

Edward Bach: *Blumen, die unsere Seele heilen*; aus dem Englischen von Dr. E. Bach Trust and Debra und Wulfing von Rohr, Hugendubel Verlag

Grimms Märchen: *Schneewittchen*; Loewes Verlag Ferdinand Carl, Stuttgart